肝病真相

孟庆华　／　主编

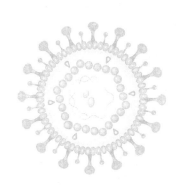

北京科学技术出版社

图书在版编目 (CIP) 数据

肝病真相 / 孟庆华主编 . —北京：北京科学技术出版社，2020.10
ISBN 978-7-5714-1070-4

Ⅰ. ①预⋯　Ⅱ. ①孟⋯　Ⅲ. ①肝疾病 – 诊疗　Ⅳ. ①R575

中国版本图书馆 CIP 数据核字（2020）第 144111 号

责任编辑：尤玉琢
责任校对：贾　荣
图文制作：华　艺
责任印制：吕　越
出 版 人：曾庆宇
出版发行：北京科学技术出版社
社　　址：北京西直门南大街 16 号
邮政编码：100035
电话传真：0086-10-66135495（总编室）　　　0086-10-66113227（发行部）
网　　址：www.bkydw.cn
印　　刷：三河市国新印装有限公司
开　　本：710mm × 1000mm　1/16
字　　数：200 千字
印　　张：10.25
版　　次：2020 年 10 月第 1 版
印　　次：2020 年 10 月第 1 次印刷
ISBN 978-7-5714-1070-4

定　　价：58.00 元

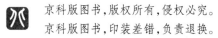

编者名单

■■■■■

主　编：孟庆华

副主编：于红卫

秘　书：姚勤伟

编　者：（按姓氏笔画排序）

于红卫　王金环　朱跃科　任美欣　华　鑫

刘海霞　李　娟　吴　娟　孟庆华　段忠辉

姚勤伟　倪明美　董金玲

主编简介

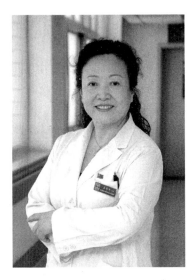

孟庆华，女，博士研究生导师、教授，现任首都医科大学附属北京佑安医院肝病重症医学科学科带头人、主任医师；中央保健局会诊专家；卫生部疾病预防控制专家委员会传染病防治分委会委员，中华医学会感染病学分会常务委员兼秘书长、北京分会主任委员，中国医师协会感染科医师分会常务委员，北京医师协会副会长，中华医学会肠外肠内营养学分会委员、北京分会常务委员，北京医师协会肠外内营养专业委员会副主任委员，中华预防医学会感染性疾病防控分会常务委员，中华预防医学会肝胆胰疾病预防与控制专业委员会委员；获"首都健康卫士""北京市先进工作者"荣誉称号；享受国务院政府津贴。

1983年至今，从事各种常见传染性、感染性疾病及各型病毒性肝炎、酒精性肝病、肿瘤及与肝病相关的肝胆系统疑难病例诊治，尤其擅长重症肝病的综合治疗及慢性肝炎的抗病毒个体化治疗。在国内率先开展了肝病营养方面的研究。承担多个国家级自然科学基金项目、北京市自然科学基金项目。获得北京市科学技术进步奖一等奖、中华医学科技奖二等奖等7个奖项。承担了《传染病学》《感染性疾病学》等多部教材的编写任务。担任《中华传染病杂志》《临床肝胆病杂志》《肝脏》等多个杂志的编委，担任《肝癌电子杂志》副主编。近5年发表SCI文章17篇，核心期刊论文68篇。

前言

悬壶济世，治病救人，乃医生天职。然而一间诊室，空间有限，忙碌一日，不过看诊几十名患者，而一本优秀的医学科普读物，可使成千上万的读者受益。《专家谈肝病营养保健》一书出版以来，深受全国广大病患的欢迎，也得到了业内同行的认可，令人欣慰。但是，该书成书较早，且有些匆忙，因此难免有不足之处。许多读者来信期望作者充实该书内容，尽快再版。此外，我们处于一个科技快速发展的时代，近年来在肝病诊断、治疗、预防、营养、保健等方面又有许多重要进展。因此，我们便又开始着手写了一本有关肝病的科普读物，如今已经完成。

尽管这是一本普通的科普读物，但书中每一篇每一章的内容都是对临床实践经验的精心总结，是病患最感兴趣的问题。每一篇都经过了反复斟酌，能反映当今肝病和营养代谢研究的最新进展，同时又紧密结合了北京佑安医院肝病重症医学科多年的临床经验和科研成果。本书在文字方面尽量做到条理清楚，层次分明，通俗易懂，详略得当，使读者读起来轻松、亲切。全书既有一定的系统性和完整性，又每篇独立成章，以尽可能方便读者使用。

常言道：用兵之道，攻心为上，攻城为下，知己知彼，百战不殆；行医之道，心治为上，药治为下，医患配合，百病可除。医学文献浩如烟海，医学发展日新月异，而我们的学识和经验有限，加之时间仓促，疏漏谬误之处在所难免，还望广大读者批评指正。

编者

2020 年 4 月

目　录

第一篇　认 识 肝 脏

第二篇　了 解 肝 病

第三篇　肝病营养保健

第一篇

认识肝脏

第一章

肝的解剖、生理概要

　　肝是人体中最大的腺体，也是最大的实质性脏器。肝大部分位于右上腹部，隐匿在右侧膈下和季肋深面，其左外侧横过腹部中线而达到左上腹部。我国成年人肝的质量，男性为 1230 ~ 1450g，女性为 1100 ~ 1300g，约占体重的 2%。在胎儿和新生儿时，肝的体积相对较大，可达体重的 1/20。成年人的肝左右径约 25cm，前后径约 15cm，上下径约 6cm。

　　肝有丰富的血液供应，呈现棕红色，质软而脆。肝呈一不规则的楔形，右端圆钝厚重，左端窄薄呈楔形。肝膈面为凸形，大部分与膈肌相贴附；肝脏面较扁平，与胃、十二指肠、胆囊、结肠肝曲，以及右侧肾和肾上腺相毗邻。肝膈面由镰状韧带分为左、右两叶。脏面有略呈"H"形的左右纵沟及横沟，左侧沟窄而深，沟前部有肝圆韧带；右纵沟阔而浅，前部有胆囊窝容纳胆囊，后部有下腔静脉窝通过下腔静脉；横沟内有门静脉、肝动脉、肝管、神经及淋巴管出入称为肝门。

　　成年人肝上界与膈穹隆一致，一般在右侧锁骨中线交于第 5 肋水平。肝大部分被肋弓覆盖，右肝的下缘齐右肋缘，仅在腹上部左、右肋弓之间露出 3 ~ 5cm，贴靠腹前壁。所以，正常情况下在右肋缘下不易触及肝下界。如果肝上界的位置正常，在成年人右肋缘下触及肝脏，则为病理性肝大。然而，小儿肝下界可低于肋弓。由于肝通过韧带与膈相连，故呼吸时，肝可随膈的运动而上下移动，升降可达 2 ~ 3cm。上腹部及右季肋区受到暴力打击或肋骨骨折时，可导致肝破裂。

　　肝的血液供应 25% ~ 30% 来自肝动脉，70% ~ 75% 来自门静脉。肝动脉压力大、血液含氧量高，供给肝所需要氧量的 40% ~ 60%。门静脉汇集来自肠道的血液，供给肝脏营养。

　　肝小叶是肝结构和功能的基本单位，呈多面棱柱状。小叶中央是中央静脉。围绕中央静脉为放射状排列的单层肝细胞索，肝细胞索之间是肝窦，肝窦壁上的库普弗细胞有吞噬功能。在几个肝小叶之间是结缔组织组成的汇管区，其中有肝动脉和门静脉的小分支和胆管。肝窦实际上是肝的毛细血管网，一端与肝动脉和门静脉的小分支相通，另一端和中央静脉连接。

肝细胞是肝的实质细胞，是组成肝的主要细胞。每个肝细胞表面可分为窦状隙面、肝细胞面和胆小管面三种。肝细胞里面含有许多复杂的细微结构，如肝细胞核、肝细胞质、线粒体、内质网、溶酶体、高尔基体等。每个肝细胞都在努力工作，合成人体必需的凝血因子、脂肪酸、胆固醇、磷脂等，并贮存糖原、蛋白质、脂肪和维生素，以供机体需要。

（段忠辉）

肝 的 功 能

肝是人体新陈代谢的中心站。肝的主要功能是代谢、分泌胆汁、解毒、吞噬或免疫、凝血等，间接参与造血。

糖、蛋白质、脂肪的代谢功能在第四章中会有详细介绍。

一、胆汁分泌作用

肝细胞能不断地生成胆汁酸和分泌胆汁，每天有 600 ~ 1000ml 的胆汁经胆管输送到胆囊。胆囊有浓缩和排放胆汁的功能。胆汁进入肠道，在消化过程中可促进脂肪及脂溶性维生素 A、D、E、K 在小肠内的消化和吸收，并参与肝肠循环。

二、维生素、激素代谢

肝可贮存维生素 B、C、D、E、K，肝内胡萝卜素酶能将胡萝卜素转化为维生素 A 并储存。正常情况下，血液中各种激素都保持一定含量。肝对雌激素、垂体后叶分泌的抗利尿激素具有灭活功能。肾上腺皮质激素和醛固酮的中间代谢大部分在肝内进行。患有肝病时，肝对激素的灭活作用减退，可能出现雌激素增多，出现蜘蛛痣、肝掌、男性乳房发育等；如果醛固酮和抗利尿激素灭活障碍，就会引起体内水钠潴留，进而导致水肿及腹水。

三、解毒功能

肝是人体的主要解毒器官。人体代谢过程中产生的中间代谢产物和外来的毒物，由肝内单核 – 吞噬细胞系统进行吞噬，并通过分解、氧化和结合等方式使之失去毒性，随后通过胆汁或尿排出体外。肝在药物代谢动力学中有重要作用，反过来药物及其代谢产物也可以引起肝损伤导致药物性肝病。

四、吞噬或免疫功能

肝的解剖位置决定了它是一个内脏血流的过滤器，是肠道免疫系统的第二道防线，起着生物过滤作用，可防止有害物质从肠道进入肝并波及全身。位于肝窦内皮层的库普弗细胞，有很强的吞噬能力，可将血液中细菌、抗原抗体复合物、色素和其他碎屑去除。

五、调节血量

正常时肝内可以贮存一定量的血液在肝窦内，在机体失血时，肝有一定的调节血量的作用。

六、凝血功能

肝是人体内多种凝血因子合成的主要场所。另外，储存在肝内的维生素K对凝血酶原及凝血因子的合成来说是不可缺少的。严重肝病时可引起凝血因子缺乏，造成凝血时间延长及出血倾向。

肝内存储的铁、铜、维生素 B_{12} 和叶酸等，可间接参与造血。

（段忠辉）

第三章

肝 的 再 生

　　肝具有强大的防御功能和再生能力，当各种原因（手术、创伤、中毒、感染、坏死等）造成肝损伤后，残存肝组织可迅速再生恢复至原有的体积和重量，以保持最佳的肝 / 体质量比，最终达到肝组织结构的重建及肝功能的恢复。动物实验证明，将正常肝切除 70% ~ 80%，肝仍可以维持正常的生理功能，且能在 6 周后修复生长到将近原来的质量。在人体，一般认为肝在切除后约需 1 年才能恢复到原来的质量。因此，当肝有局限性病变时，可以施行肝段、肝叶乃至更大范围肝切除术。肝再生必须有充足的血液供应，其中以门静脉供血尤为重要。试验表明，门静脉血流量及其压力是决定肝细胞再生的重要因素。肝对缺氧敏感，若肝实质有明显病变（如慢性肝炎、肝硬化），实施肝占位性病变切除术时，通常一次阻断入肝血流的时间应严格限制在 10 ~ 20 分钟内。

（段忠辉）

第四章

营养物质在肝中的代谢

一、糖在肝中的代谢

食物淀粉经过胰淀粉酶水解成双糖后，在小肠上皮细胞内消化为单糖，由小肠吸收入血，一部分为机体供能，另一部分以糖原的形式贮存在肌肉及肝。肌糖原主要供肌肉收缩之所需；肝糖原则是稳定血糖的一个重要物质，对大脑尤为重要。当血糖浓度降低时，肝糖原分解为葡萄糖，释放入血，以补充血糖。正常人禁食超过 10 小时，储备的肝糖原大部分被消耗时，肝将体内的部分蛋白质和脂肪合成葡萄糖和肝糖原，这就是糖异生作用。

肝功能受损时，由于肝储存糖原及糖异生等功能低下，不能有效地调节血糖，人体易发生肝源性低血糖，特别在淀粉类食物摄入不足时更易发生。另外，肝也是调节糖代谢主要激素胰岛素和胰高血糖素的重要靶器官，肝功能受损会影响葡萄糖的正常代谢，进而导致糖耐量减退或引发糖尿病。

二、蛋白质在肝中的代谢

膳食摄入的蛋白质在肠道内经消化液分解为氨基酸而被吸收。经消化吸收的氨基酸（外源性）和体内组织蛋白质降解产生的氨基酸（内源性）混合在一起，分布于人体各处，称为氨基酸代谢库，其主要功能是合成蛋白质和多肽。肝除合成本身需要的蛋白质外，还合成白蛋白、部分球蛋白、纤维蛋白原、凝血酶原和凝血因子等。

肝每天能合成白蛋白 12 ~ 18g，当肝受到损害后，白蛋白的合成明显降低，即出现低白蛋白血症，这是形成水肿或腹水的重要原因。

人体内蛋白质代谢产生的氨是对人体有毒的物质，肝能把大部分的氨合成尿素，尿素可经肾脏排出体外。当肝细胞受损、肝功能下降时，肝的脱氨作用降低，血氨因此升高，可引起肝性脑病。

三、脂类在肝中的代谢

　　肝在脂肪代谢中有重要作用。肝能维持体内各种脂质（包括磷脂和胆固醇）的恒定，使之保持一定浓度和比例。食物中的脂肪在小肠内分解为甘油一酯、脂肪酸及胆固醇后，在小肠内被吸收入血。进入肝脏的甘油一酯、脂肪酸及胆固醇可以通过氧化分解，产生热量来提供能量，也可以经过糖异生作用，将多余的脂肪转化为葡萄糖和肝糖原。肝也是形成甘油三酯的重要场所。各种原因所致的脂肪吸收异常、肝细胞甘油三酯合成增加及甘油三酯转运出肝细胞减少是导致脂肪肝的重要原因。

（段忠辉）

第二篇

了解肝病

第一章

常见肝病

肝病是危害人类健康的常见疾病，肝衰竭、肝硬化、肝癌或其并发症均可导致死亡，对人类的健康和社会发展造成严重威胁。了解常见肝病的病因，便于及早地做好肝病的预防，减少肝病带来的影响。常见肝病有以下几种。

一、病毒性肝炎

病毒性肝炎是目前国内最常见的引起肝损伤的原因，由多种嗜肝病毒引起，有传染性强、传播途径复杂、流行面广、发病率高等特点。目前按病原学明确分类的有甲型、乙型、丙型、丁型、戊型5种肝炎病毒。一般认为，甲型肝炎和戊型肝炎为自限性疾病，不发展为慢性，预后良好。但近年研究发现戊型肝炎也可以慢性化。乙型、丙型和丁型肝炎预后较差，可演变为慢性肝炎、肝硬化甚至原发性肝癌。

二、自身免疫性肝病

自身免疫性肝病指机体免疫系统以自身的肝脏作为攻击对象而导致的疾病。以肝实质细胞或胆管上皮细胞为靶器官，分别表现为自身免疫性肝炎、原发性胆汁性胆管炎（原称原发性胆汁性肝硬化）、原发性硬化性胆管炎，其临床和病理学各有特点，治疗和预后也有差别，但三者之间也有交叉重叠，出现"重叠综合征"。自身免疫性肝病常伴随其他自身免疫性疾病如2型糖尿病、干燥综合征、自身免疫性甲状腺炎等。该病特征是反复发作，且隐匿，多数患者的病情可趋于稳定，但仍会发展为肝硬化。

三、药物和毒物所致的肝病

　　肝在药物代谢中起着重要作用，大多数药物在肝内经过生物转化作用而被清除。许多药物或化学毒物都可以引起肝损伤，发生药物性肝炎或中毒性肝炎，如常用的退热药物对乙酰氨基酚，抗生素中的红霉素、四环素等，镇痛消炎药物布洛芬等，抗癫痫、精神病类药物苯妥英钠、氯丙嗪等。目前中草药（或中成药）、食品、保健品引起的肝损伤也屡见不鲜。药物及毒物对肝的损害程度取决于药物或化学毒物的服用剂量或接触的时间，以及个体差异。长期服用或反复接触药物和（或）化学毒物，可导致慢性肝炎，甚至肝硬化。

四、脂肪肝

　　脂肪肝是脂肪性肝病的简称，属于遗传－环境－代谢应激相关性疾病，包括酒精性肝病、非酒精性脂肪性肝病及其他特殊类型的脂肪肝。当前全球酒精性肝病发病率不断升高而且趋于低龄化，且酒精性肝病已经成为发达国家第一大肝病。脂肪肝可以与病毒性肝炎并存，还与2型糖尿病、代谢综合征及相关心脑血管事件密切相关。因此，脂肪性肝病的危害并不仅仅局限于肝脏。随着肥胖和糖尿病的高发，脂肪肝现已成为我国常见的慢性肝病之一，严重危害人民健康。

五、胆汁淤积性肝病

　　胆汁淤积性肝病是肝内外各种原因造成胆汁形成、分泌和排泄异常引起的肝病变的统称，根据病因分为肝细胞性、胆管性及混合性胆汁淤积。肝细胞性胆汁淤积常由病毒、细菌、药物或毒物、肿瘤、遗传代谢等引起，而自身免疫性因素引起的肝病如原发性硬化性胆管炎、原发性胆汁性胆管炎、IgG4相关性胆管炎及胆石症等常引起胆管性胆汁淤积。

六、肝血管性疾病

　　肝血供非常丰富，它的血供来自门静脉和肝动脉，肝静脉则构成出肝的血管系统，最终注入下腔静脉。2015年欧洲肝病学会的肝血管性疾病指南显示，肝血管性疾病患病率约为 5/10000，但会导致非肝硬化门静脉高压，增加病死率。另外，肝血管病变患者通常很年轻，如不及时采取充分的治疗措施，生活质量及生存时间均会受到严重影响。肝血管性疾病主要包括布加综合征、非肝硬化门静脉血栓、特发性门静脉高压、肝窦阻塞综合征、遗传性出血性毛细血管扩张症的肝血管畸形等。

七、遗传代谢障碍性肝病

遗传代谢障碍性肝病通常是指遗传性酶缺陷所致物质中间代谢紊乱引起的疾病，主要表现有肝形态结构和（或）功能的病变，常伴有其他脏器的损害。主要的成人遗传性肝病包括肝豆状核变性、血色病、遗传性高胆红素血症、α1-抗胰蛋白酶缺乏症、肝性卟啉病等。

八、妊娠期特有肝病

妊娠期特有肝病特发于妊娠期，其发生与妊娠直接相关。孕妇肝功能异常多数与妊娠本身有关，妊娠期特有的肝病主要有 5 种，即妊娠剧吐、先兆子痫、妊娠期肝内胆汁淤积、溶血及肝酶升高和血小板减少（HELLP）综合征、妊娠期急性脂肪肝。妊娠剧吐多发生于妊娠前 3 个月内，妊娠期肝内胆汁淤积发生于妊娠 30 周后，其他 3 种疾病发生于妊娠 28 周后。尽管妊娠期特有肝病发病率较低，但是若不能及时识别及正确处理，将会严重影响母婴生命安全。

九、肝硬化

肝硬化是临床常见的慢性进行性肝病，是由一种或多种病因长期或反复作用形成的弥漫性肝损害。早期可无明显症状，晚期则以肝功能损害和门脉高压为主要表现，常出现上消化道出血、腹水、肝性脑病、继发感染、癌变等并发症。肝硬化病因繁多，在发达国家以酒精性肝病及丙型肝炎病毒（HCV）感染多见；在我国以慢性乙型肝炎为主，慢性丙型肝炎亦占有一定比例。近年来，非酒精脂肪性肝病也逐渐成为肝硬化的重要病因。随着诊断水平的提高，自身免疫性肝炎、原发性胆汁性胆管炎、重叠综合征和遗传代谢性肝病所引起的肝硬化也在逐渐增加。

十、肝肿瘤

肝肿瘤主要是原发于肝的恶性肿瘤，主要包括肝细胞癌、肝内胆管细胞癌及二者混合癌，与病毒性肝炎、化学致癌物、烟酒、饮水污染及遗传等因素相关，死亡率较高。我国原发性肝癌90%是肝细胞癌，且大部分肝细胞癌患者存在乙肝病毒或丙肝病毒感染基础；肝内胆管细胞癌与病毒感染关系不大。肝内还常见肝血管瘤、肝囊肿等良性占位性病变。

十一、其他

肝的功能状态和发病与全身各器官、系统的功能和疾病密切相关并相互影响，全身各系统疾病都可能影响到肝，如不少血液病可影响肝、休克时肝缺血引起急性肝衰竭、长期充血性心力衰竭可引起肝硬化等，但因这些疾病都有各自的特殊表现，而肝损害仅是疾病表现中的一部分，故诊断多不困难，但对于原因不明的肝功能不全更需要提高警惕！

（刘海霞）

病毒性肝炎

一、急性肝炎

急性病毒性肝炎是由肝炎病毒引起的以肝损害为主的急性全身性传染病，简称急性肝炎。其起病急，以疲乏、食欲减退、厌油、肝功能异常为主要表现，部分病例可出现黄疸。

病因及传染性

多种肝炎病毒可引起急性肝炎，按照病原学明确分类的有甲型、乙型、丙型、丁型、戊型 5 种肝炎病毒。这 5 种肝炎病毒均有传染性，其中甲型和戊型肝炎病毒经粪 – 口途径传播，乙型、丙型、丁型肝炎病毒主要经血液、体液等胃肠外途径传播。

临床表现

不同类型的肝炎病毒引起的肝炎具有共同的临床表现，均有潜伏期，典型的临床经过表现为急性黄疸性肝炎或急性无黄疸性肝炎。

急性黄疸性肝炎总病程 2 ~ 4 个月，可分为三期，即黄疸前期、黄疸期、恢复期。黄疸前期起病较急，表现为乏力、食欲减退、恶心、呕吐、厌油、腹胀、肝区痛、尿色加深等，且 80% 患者有发热、伴畏寒。此期持续5 ~ 7 天。黄疸期患者自觉症状好转，发热消退，尿黄加深，皮肤和巩膜出现黄染，1 ~ 3 周内达高峰，部分患者可有一过性粪色变浅、皮肤瘙痒、心动徐缓等。体格检查时可发现此期患者肝大，质软，边缘锐利，有压痛及叩击痛。此期持续 2 ~ 3 周。恢复期症状逐渐消失，黄疸消退，肝脾回缩。此期持续 1 ~ 2 个月。

急性无黄疸性肝炎发病率远高于急性黄疸性肝炎，除无黄疸外，其他表现与急性黄疸性肝炎相似。起病较缓，症状较轻，病程多在 3 个月以内。

诊断

诊断时主要依据流行病学资料、临床特点、实验室检查和特异性血清学诊断综合分析判断，并排除其他疾病。

诊断急性无黄疸性肝炎时应注意以下几个方面。①流行病学史：如密切接触史和注射史等。密切接触史是指与确诊为病毒性肝炎的患者（特别是急性期）同吃、同住、同生活，或经常接触肝炎病毒污染物（如血液、粪便），或有性接触而未采取防护措施。注射史是指在半年内曾接受输血及血液制品，使用未经严格消毒的器具注射药物、免疫接种和针刺治疗等。②症状：近期出现的、持续几天以上但无其他原因可解释的症状，如乏力、食欲减退、恶心等。③体征：肝大并有压痛、肝区叩击痛，部分患者可有轻度脾大。④实验室检查：主要指标是血清转氨酶升高。⑤病原学检测阳性。

凡符合急性肝炎诊断条件，血清胆红素 >17.1μmol/L，尿胆红素阳性，并排除其他原因引起的黄疸，可诊断为急性黄疸性肝炎。

治疗

主要采取对症与支持治疗，急性丙型肝炎可选择抗病毒治疗方案。

急性肝炎的早期，应住院或就地隔离治疗，卧床休息，恢复期逐渐增加活动。患病期间禁酒，不饮含有酒精的饮料、营养品及保健药物。患者有明显食欲不振、频繁呕吐及黄疸时，可静脉滴注 10% ~ 20% 葡萄糖溶液及维生素 C、甘草酸苷制剂等药物。根据不同病情，也可采用相应的中医中药治疗。对于丙型肝炎，可根据病毒基因型选择直接抗病毒药物（direct-acting antiviral agents，DAAs）治疗或者干扰素联合利巴韦林治疗。

预后

急性肝炎一般预后良好，多数在 3 个月内临床康复（病理康复稍晚）。新生儿时期感染乙型肝炎病毒（HBV），仅少数患儿（约 5%）可自发清除HBV，多数转为慢性乙型肝炎；成年时期感染 HBV，大部分患者可自发清除 HBV（90% ~ 95%），少数（5% ~ 10%）患者发展为 HBsAg 阳性慢性乙型肝炎。急性丙型肝炎慢性化率为 50% ~ 85%。

二、慢性肝炎

多种肝炎病毒引起的，病程至少持续 6 个月以上的肝坏死和炎症称为慢性病毒性肝炎，简称慢性肝炎。临床上可有相应的症状体征和肝功能异常。但也可无明显临床症状，肝组织学有坏死和炎症。病程呈波动性或持续进行性，如不给予适当的治疗，部分患者可进展为肝纤维化和肝硬化。

病因及传染性

乙型、丙型、丁型肝炎病毒均可引起慢性肝炎，均有传染性，主要经血液、体液等途径传播。

临床表现

慢性肝炎可有或无明显的临床症状，如乏力、纳差、腹胀、尿黄、便溏等，伴有肝病面容、肝掌、蜘蛛痣等体征。根据临床表现、病情轻重可将其进一步分为轻度、中度、重度。临床症状、体征轻微或缺如，肝功能指标仅 1 或 2 项轻度异常，B 超检查肝脾无明显异常改变为轻度慢性肝炎。中度慢性肝炎症状、体征、实验室检查居于轻度和重度之间，B 超可见肝内回声增粗，肝和（或）脾轻度肿大，肝内管道（主要指肝静脉）走行清晰，门静脉和脾静脉内径无增宽。重度慢性肝炎有明显或持续的肝炎症状，如乏力、纳差、腹胀、尿黄、便溏等，伴有肝病面容、肝掌、蜘蛛痣、脾大并排除其他原因。实验室检查血清谷丙转氨酶（ALT）和（或）谷草转氨酶（AST）反复或持续升高，白蛋白降低或白蛋白 / 球蛋白（A/G）比值异常、γ - 球蛋白明显升高。除上述外，凡白蛋白不高于 32g/L，胆红素大于 5 倍正常值上限、凝血酶原活动度（PTA）40% ~ 60%，胆碱酯酶明显降低，四项检查中有一项达上述程度者即可诊断为重度慢性肝炎。此外，重度慢性肝炎 B 超检查可见肝内回声明显增粗，分布不均匀；肝表面欠光滑，边缘变钝，在肝内管道中走行欠清晰或轻度狭窄、扭曲；门静脉和脾静脉内径增宽；脾大；胆囊有时可见"双层征"。

诊断

病程超过半年或发病日期不明确而有慢性肝炎症状、体征或实验室检查改变者考虑慢性肝炎。肝组织病理检查有助于诊断。

治疗

主要采取对症支持治疗，并选择合适的抗病毒治疗方案。疾病早期应注意休息，恢复期逐渐增加活动。禁酒，不饮含有酒精的饮料、营养品及保健药物。患者有明显食欲不振、频繁呕吐，并有黄疸时，可静脉滴注 10%～20% 葡萄糖溶液及维生素 C、甘草酸苷制剂、多烯磷脂酰胆碱、还原型谷胱甘肽等保肝药物。

慢性乙型肝炎治疗的总体目标是：最大限度地长期抑制 HBV，减轻肝细胞炎症坏死及肝纤维化，延缓和减少肝失代偿、肝硬化、肝癌及其并发症的发生，从而改善生活质量和延长存活时间。治疗方法主要包括抗病毒、免疫调节、抗炎和抗氧化、抗纤维化和对症治疗。其中抗病毒治疗是关键，只要有适应证，且条件允许，就应进行规范的抗病毒治疗。抗病毒药物有普通干扰素（IFN）、聚乙二醇－干扰素（PEG-IFN）和核苷类似物（NAs）［拉米夫定（lamivudine，LAM）、阿德福韦酯（adefovir dipivoxil，ADV）、恩替卡韦（entecavir，ETV）、替比夫定（telbivudine，LDT）、富马酸替诺福韦二吡呋酯（tenofovir disoproxil fumarate，TDF）、富马酸丙酚替诺福韦酯（tenofovir alafenamide fumarate，TAF）］，初次治疗首选 ETV、TDF、TAF 或 PEG-IFN。

慢性丙型肝炎抗病毒治疗的目的是清除体内的 HCV，以改善或减轻肝损害、阻止其进展为肝硬化、肝衰竭或肝细胞癌，并提高患者的生活质量。治疗前应进行 HCV RNA 基因分型和血中 HCV RNA 定量检测，以决定抗病毒治疗的疗程和方案。建议应用 DAAs 治疗方案，也可以选择 IFN 或 PEG-IFN-α 联合利巴韦林治疗方案。

慢性丁型肝炎抗病毒治疗与抗 HBV 治疗相同。

预后

轻度慢性肝炎一般预后良好。重度慢性肝炎预后较差，如果不进行正规的治疗，约 80% 的患者 5 年内发展成肝硬化，其中少部分可转为肝癌。中度慢性肝炎预后居于轻度慢性肝炎和重度慢性肝炎之间。

三、病毒性肝炎的鉴别

与其他原因引起的黄疸鉴别

溶血性黄疸：常有药物、食物或感染等诱因，表现为贫血、腰痛、发热、血红蛋白尿、网织红细胞升高，黄疸大多较轻，主要为间接胆红素升高。

肝外梗阻性黄疸：常见病因有胆囊炎、胆石症、胰头癌、壶腹周围癌、肝癌、胆管癌、阿米巴肝脓肿等，有原发病症状、体征，肝功能损害轻，以直接胆红素升高为主，肝内外胆管扩张。

与其他原因引起的肝炎鉴别

巨细胞病毒、EB病毒感染：可根据原发病的临床特点和病原学、血清学检查结果进行鉴别。

感染中毒性肝炎：如肾病综合征、出血热、恙虫病、伤寒、钩端螺旋体病、阿米巴肝病、急性血吸虫病、华支睾吸虫病等，主要根据原发病的临床特点和实验室检查结果鉴别。

药物性肝损害：有肝损害药物使用史，停药后肝功能可逐渐恢复，肝炎病毒标志物阴性。

酒精性肝病：有长期大量饮酒史，肝炎病毒标志物阴性，生化检查、影像学检查、病理检查有相关特征表现。

自身免疫性肝病：包括自身免疫性肝炎、原发性胆汁性胆管炎，肝炎病毒标志物阴性，诊断主要依靠生化检查、自身抗体和病理学检查。

脂肪肝：多继发于肝炎后或身体肥胖者，血中甘油三酯多增高，肝炎病毒标志物阴性，B超、CT、病理检查有脂肪肝特异表现，肝穿刺活检病理检查是确诊脂肪肝类型的重要方法。

肝豆状核变性：眼角膜边缘可见K-F环，血清铜、铜蓝蛋白含量降低，血清铜氧化酶活性降低，24小时尿铜含量显著增加，肝铜量明显增加。

四、病毒性肝炎的预防

急性期患者应隔离治疗，且应尽早对其居住和活动场所（家庭、宿舍及托幼机构等）进行终末消毒。注意环境和个人卫生，加强粪便、水源管理，做好食品卫生、食具消毒等工作，防止病从口入。加强血制品管理，对带血及体液的污染物应严格消毒处理，提倡使用一次性注射用具。保护易感人群非常重要，根据预防目的接种不同疫苗，如预防甲型肝炎感染接种甲型肝炎疫苗，预防乙型肝炎感染接种乙型肝炎疫苗。

加强对患者和携带者的管理，对献血员严格检查。大力推广安全注射（包括针灸），并严格遵循医院感染管理中的标准防护原则。对服务行业用来理发、刮脸、修脚、穿刺和文身等的器具也应严格消毒。进行正确的性教育，注意个人卫生，不和任何人共用剃须刀和牙具等用品。

五、肝衰竭

肝衰竭旧称重型肝炎，是多种因素引起严重肝损害，导致其合成、解毒、排泄和生物转化等功能发生严重障碍或失代偿，而出现的以凝血机制障碍和黄疸、肝性脑病、腹水等为主要表现的一组临床症候群。

病因及传染性

在我国，目前引起肝衰竭的主要病因是肝炎病毒（主要是 HBV），其次是药物及肝毒性物质（如酒精、化学制剂等）。在欧美国家，药物是引起急性、亚急性肝衰竭的主要原因；酒精性肝损害常导致慢性肝衰竭。儿童肝衰竭多见于遗传代谢性疾病。

甲、乙、丙、丁、戊型肝炎病毒均可引起肝衰竭，均有传染性。其他引起肝衰竭的原因，如药物、酒精等，均无传染性。

临床表现

根据病史、起病特点及病情进展速度，可将肝衰竭分为 4 类：急性肝衰竭、亚急性肝衰竭、慢加急性（亚急性）肝衰竭和慢性肝衰竭。

急性肝衰竭的特征是急性起病，无基础肝病史，2 周内出现以 II 度以上肝性脑病为特征的肝衰竭；亚急性肝衰竭的特征是起病较急，无基础肝病史，2 ~ 26 周内出现肝衰竭的临床表现；慢加急性（亚急性）肝衰竭的特征是在慢性肝病基础上，短期内出现急性肝功能失代偿和肝衰竭的临床表现；慢性肝衰竭的特征是在肝硬化基础上，缓慢出现肝功能进行性减退导致的以反复腹水和肝性脑病等为主要表现的慢性肝功能失代偿。

诊断

肝衰竭的临床诊断需要依据病史、临床表现和辅助检查等综合分析而确定。

急性肝衰竭：急性起病，2周内出现Ⅱ度及以上肝性脑病（按Ⅳ级分类法划分）并有以下表现：①极度乏力，并伴有明显厌食、腹胀、恶心、呕吐等严重消化道症状；②短期内黄疸进行性加深，血清总胆红素（TBil）≥10×正常值上限（ULN），或每日上升≥17.1μmol/L；③有出血倾向，PTA≤40%，或国际标准化比值（INR）≥1.5，且排除其他原因；④肝进行性缩小。

亚急性肝衰竭：起病较急，2～26周出现以下表现：①极度乏力，有明显的消化道症状；②黄疸迅速加深，血清TBil≥10×ULN或每日上升≥17.1μmol/L；③伴或不伴肝性脑病；④有出血表现，PTA≤40%或INR≥1.5，并排除其他原因者。

慢加急性（亚急性）肝衰竭：在慢性肝病的基础上，有由各种诱因引起的以急性黄疸加深、凝血功能障碍为肝衰竭表现的综合征，可有肝性脑病、腹水、电解质紊乱、感染、肝肾综合征、肝肺综合征及肝外器官功能衰竭等并发症。患者黄疸迅速加深，血清TBil≥10×ULN或每日上升≥17.1μmol/L；有出血表现，PTA≤40%或INR≥1.5。根据不同的慢性肝病基础，慢加急性（亚急性）肝衰竭可分为3型：A型，在慢性非肝硬化肝病基础上发生的慢加急性肝衰竭；B型，在代偿期肝硬化基础上发生的慢加急性肝衰竭，通常在4周内发生；C型，在失代偿期肝硬化基础上发生的慢加急性肝衰竭。

慢性肝衰竭：在肝硬化基础上，缓慢出现肝功能进行性减退和失代偿：①血清TBil升高，常小于10×ULN；②白蛋白明显降低；③血小板明显下降，PTA≤40%或INR≥1.5，并排除其他原因者；④有顽固性腹水或门静脉高压等表现；⑤肝性脑病。

肝衰竭前期：①极度乏力，并有明显厌食、呕吐和腹胀等严重消化道症状；②ALT和（或）AST大幅升高，黄疸进行性加深，85.5μmol/L≤TBil<171μmol/L或每日上升≥17.1μmol/L；③有出血倾向，40%<PTA≤50%或INR<1.5。

根据临床表现的严重程度，亚急性肝衰竭和慢加急性（亚急性）肝衰竭可分为早期、中期和晚期。

早期：有出血倾向，30% < PTA≤40% 或 1.5≤INR<1.9，无并发症及其他肝外器官衰竭。

中期：出血表现明显（出血点或瘀斑），20% < PTA≤30% 或 1.9≤INR < 2.6，伴有 1 项并发症和（或）1 个肝外器官功能衰竭。

晚期：有严重出血倾向（注射部位瘀斑等），PTA≤20% 或 INR≥2.6，并出现 2 个以上并发症和（或）2 个以上肝外器官功能衰竭。

治疗

目前肝衰竭的内科治疗尚缺乏特效药物和手段。原则上强调早期诊断、早期治疗，采取相应的病因治疗和综合治疗措施，并积极防治并发症。肝衰竭诊断明确后，应动态评估病情、加强监护和治疗。

1. 卧床休息

肝衰竭患者，肝细胞大量坏死，故保证肝组织血供对其很重要。有资料显示，立位时较卧位时肝组织血供减少 40%，室内散步时较立位时肝组织血供减少 85%。另外，卧床休息可以减少体力消耗，因此，肝衰竭患者需要卧床休息（不主张绝对卧床）。

2. 针对病因治疗

（1）对 HBV DNA 阳性的肝衰竭患者，应立即应用 NAs 抗病毒治疗，建议优先使用快速强效的药物，如 ETV、TDF。

（2）HCV RNA 阳性的肝衰竭患者多为丙肝病毒感染所致的慢性肝衰竭，可根据肝衰竭发展情况选择抗病毒时机及药物治疗。若终末期肝病模型（MELD）评分 <18，可在移植术前尽快开始抗病毒治疗，部分患者经过治疗后可从移植列表中退出；若 MELD 评分≥18，可先行移植术，术后再行抗病毒治疗。如果等待移植的时间超过 6 个月，可在移植术前行抗病毒治疗。抗病毒治疗首选无 IFN 的 DAAs 治疗方案，并根据 HCV 基因型、患者耐受情况等在医生指导下进行个体化治疗。

（3）甲型、戊型病毒性肝炎引起的急性肝衰竭，目前尚无病毒特异性治疗药物。

（4）其他病毒感染。对确定或疑似疱疹病毒或水痘 - 带状疱疹病毒感染引起的急性肝衰竭患者，可使用阿昔洛韦（5 ~ 10mg/kg，每 8 小时静滴一次）治疗，危重者可考虑进行肝移植。

3. 免疫调节治疗

目前对于肾上腺皮质激素在肝衰竭治疗中的应用尚存在不同意见。非病毒感染性肝衰竭患者，如自身免疫性肝炎及急性酒精中毒（重症酒精性肝炎）等所致的肝衰竭患者，可考虑肾上腺皮质激素治疗（甲泼尼龙每千克体重每天1.0～1.5mg），治疗中需密切监测并及时评估疗效与并发症。其他原因所致的肝衰竭前期或早期患者，若病情发展迅速且无严重感染、出血等并发症，可酌情短期使用肾上腺皮质激素治疗。胸腺素α1单独或联合乌司他丁治疗肝病合并感染患者可能有助于降低28天病死率。胸腺素α1用于慢性肝衰竭、肝硬化合并自发性腹膜炎、肝硬化患者，有助于降低病死率和继发性感染的发生率。对于肝衰竭合并感染患者，建议早期应用胸腺素α1。

4. 并发症的治疗

（1）肝性脑病的治疗。一般选择住院治疗，轻症患者可以居家用药。去除诱因，如严重感染、出血及电解质紊乱等；调整蛋白质摄入及营养支持治疗，告知患者在白天少量多餐，夜间加餐可食用富含碳水化合物的食物约50g，仅严重蛋白质不耐受患者需要补充支链氨基酸；用乳果糖或拉克替醇口服或高位灌肠，酸化肠道，促进氨的排出，调节微生态，减少肠源性毒素吸收。视患者电解质和酸碱平衡情况酌情选择精氨酸、门冬氨酸－鸟氨酸等降氨药物。酌情使用支链氨基酸或支链氨基酸与精氨酸混合制剂以纠正氨基酸失衡。Ⅲ度以上的肝性脑病患者建议气管插管。抽搐患者可酌情使用半衰期短的苯妥英钠或苯二氮䓬类镇静药物，不推荐预防用药；对于早期肝性脑病患者建议安排至安静的环境中，并密切评估其病情变化，防止病情恶化。常规评估患者的颅压，对于有颅压增高的患者，给予对症处理。

（2）脑水肿的治疗。选择住院治疗。有颅压增高者，给予甘露醇0.5～1.0g/kg或者高渗盐水治疗；应用襻利尿剂，一般选用呋塞米，可与渗透性脱水剂交替使用；应用人血白蛋白，特别是对于肝硬化白蛋白偏低的患者，提高胶体渗透压，可能有助于降低颅压，减轻脑水肿症状；人工肝支持治疗；对于急性肝衰竭患者存在难以控制的颅内高压，可考虑应用轻度低温疗法和吲哚美辛，后者只能在大脑高血流灌注的情况下运用。

（3）感染的治疗。推荐常规进行血液和体液的病原学检测；除肝移植前围手术期患者外，不推荐常规预防性使用抗感染药物；一旦出现感染征象，应首先根据经验选择抗感染药物，并及时根据病原学检测及药敏试验结果调整用药；应用广谱抗感染药物，应用糖皮质激素类药物等治疗时应注意防治继发真菌感染。

（4）低钠血症及顽固性腹水的治疗。水钠潴留所致稀释性低钠是肝衰竭患者低钠血症的常见原因，托伐普坦作为精氨酸加压素 V_2 受体阻滞剂，可通过选择性阻断集合管主细胞 V_2 受体，促进自由水的排泄，已成为治疗低钠血症的新措施。对顽固性腹水患者，推荐螺内酯和呋塞米联用（螺内酯的副作用有男性乳腺发育，如果出现乳房胀痛应停用），应答差者，可应用托伐普坦；应用特利加压素每次 1 ~ 2mg，每 12 小时 1 次；腹腔穿刺放腹水；输注白蛋白等综合治疗。

（5）急性肾损伤（AKI）及肝肾综合征的治疗。纠正低血容量，积极控制感染，避免肾毒性药物，权衡利弊后选择静脉造影剂检查是预防 AKI 发生的主要措施。AKI 早期治疗：减少或停用利尿治疗，停用可能造成肾损伤的药物，如血管扩张剂或非甾体消炎药；扩充血容量，可使用晶体液、白蛋白或血浆；怀疑细菌感染时应早期控制感染。AKI 后期治疗：停用利尿剂或按照每天 1g/kg 剂量连续 2 天静脉使用白蛋白扩充血容量，无效者需考虑是否有肝肾综合征，可使用血管收缩剂（特利加压素或去甲肾上腺素），不符合者按照其他 AKI 类型处理（如肾性 AKI 或肾后性 AKI）。肝肾综合征治疗：可用特利加压素（每 4 ~ 6 小时 1mg）联合白蛋白（20 ~ 40g/d）治疗，治疗 3 天血肌酐下降小于25%，特利加压素可逐步增加至每 4 小时 2mg。若有效，疗程 7 ~ 14 天；若无效，停用特利加压素；去甲肾上腺素（0.5 ~ 3.0mg/h）联合白蛋白（10 ~ 20g/L）对 1 型或 2 型肝肾综合征有与特利加压素类似的作用。

（6）出血的治疗。常规推荐预防性使用 H_2 受体阻滞剂或质子泵抑制剂。对门静脉高压性出血患者，为降低门静脉压力，首选生长抑素类似物或特利加压素，也可使用垂体后叶素（或联合应用硝酸酯类药物）。食管胃底静脉曲张所致出血患者可用三腔二囊管压迫止血或行内镜下套扎、硬化剂注射或组织黏合剂治疗止血；也可行介入治疗，如经颈静脉肝内门体分流术（TIPS）。对弥散性血管内凝血患者，可给予新鲜血浆、凝血酶原复合物和纤维蛋白原等补充凝血因子；血小板显著减少者可输注血小板；有纤溶亢进证据者可应用氨甲环酸或氨甲苯酸等抗纤溶药物；在明确维生素 K_1 缺乏后可短期使用维生素 K_1（5 ~ 10mg/d）。

（7）肝肺综合征的治疗。PaO_2<80mmHg（1mmHg = 0.133kPa）时给予氧疗，通过鼻导管或面罩给予低流量氧（2 ~ 4L/min）；对于氧气量需要增加的患者，可以加压面罩给氧或者气管插管。

5. 人工肝治疗

人工肝是治疗肝衰竭的有效方法之一。其基于肝细胞的强大再生能力，通过一个体外的机械、理化和生物装置，清除各种有害物质，补充必需物质，改善内环境，暂时替代衰竭肝的部分功能，为肝细胞再生及肝功能恢复创造条件或等待机会进行肝移植，因此，对肝衰竭患者有益。

人工肝治疗以各种原因引起的肝衰竭前、早、中期，PTA 介于 20% ~ 40% 的患者为宜；晚期肝衰竭患者也可进行治疗，但并发症多见，治疗风险大，临床医生应权衡利弊，慎重进行治疗，同时积极寻求肝移植机会。

6. 肝移植

肝移植是晚期肝衰竭最有效的治疗手段。中晚期肝衰竭经积极内科和人工肝治疗效果欠佳者应考虑。对于急性 / 亚急性肝衰竭、慢性肝衰竭患者，MELD 评分是评估是否需要肝移植的主要参考指标，MELD 评分为 15 ~ 40 分是肝移植的最佳适应证。对于合并肝癌患者，应符合肿瘤无大血管侵犯；肿瘤累计直径 ≤8cm，或肿瘤累计直径 >8cm、术前甲胎蛋白 ≤400ng/ml 且组织学分级为高或中分化。

（李　娟）

第三章

乙型肝炎专题

一、抗病毒治疗的最佳时机

2006 年全国乙型肝炎血清流行病学调查表明，我国 1 ~ 59 岁一般人群 HBsAg 携带率为 7.18%。2014 年全国 1 ~ 29 岁人群乙型肝炎血清流行病学调查结果显示，1 ~ 4 岁、5 ~ 14 岁和 15 ~ 29 岁人群 HBsAg 流行率分别为 0.32%、0.94% 和 4.38%。这是我国实施乙型肝炎疫苗免费接种取得的硕果。

中华医学会肝病学分会和感染病学分会于 2005 年组织国内有关专家制定了《慢性乙型肝炎防治指南》（第 1 版），并于 2010 年第 1 次修订。近年来，国内外有关慢性乙型肝炎的基础和临床研究取得很大进展，中华医学会肝病学分会和感染病学分会于 2019 年再次修订《慢性乙型肝炎防治指南》。

针对 HBV 感染人群，需要接受抗病毒治疗的人群需同时满足以下条件。① HBV DNA 水平：HBeAg 阳性患者 HBV DNA ≥20000U/ml（相当于 10^5 拷贝 / 毫升）；HBeAg 阴性患者 HBV DNA ≥2000U/ml（相当于 10^4 拷贝 / 毫升）。② ALT 水平：一般要求 ALT>2×ULN。

对持续 HBV DNA 阳性、达不到上述治疗标准，但有以下情形之一者，疾病进展风险较大，可考虑给予抗病毒治疗。①存在明显的肝炎症或肝纤维化，特别是肝纤维化 2 级以上。② ALT 持续处于（1 ~ 2）×ULN，特别是年龄大于 40 岁，建议行肝穿刺活检或无创性检查，明确肝纤维化情况后给予抗病毒治疗。③ ALT 持续正常（每 3 个月检查 1 次，持续 12 个月），年龄大于 30 岁，伴有肝硬化或肝癌家族史，建议行肝穿刺活检或无创性检查，明确肝纤维化情况后给予抗病毒治疗。④存在肝硬化的客观依据时，无论 ALT 和 HBeAg 情况如何，均建议积极抗病毒治疗。

抗病毒治疗主要根据血清 HBV DNA 水平、血清 ALT 和肝疾病严重程度，且动态的评估比单次的检测更加有临床意义。对于 HBeAg 阳性患者，发现 ALT 水平升高后，建议先观察 3 ~ 6 个月，如未发生自发性 HBeAg 血清学转换，建议考虑抗病毒治疗。此外，对于持续 HBV DNA 阳性、达不到治疗标准的患者，建议将观察年龄从原来的 40 岁降低到大于 30 岁；对肝硬化患者，建议积极抗病毒治疗。

需要特别提醒的是，在开始抗病毒治疗前应排除合并其他病原体感染或药物、酒精、免疫等因素所致的 ALT 水平升高；也应排除应用降酶药物后 ALT 水平暂时性正常。免疫耐受期患者合并其他原因引起的 ALT 水平升高在临床上较为常见，如不加以区分，盲目开始抗病毒治疗，不但治疗效果不好，还会增加病毒耐药的风险，给后续治疗带来困难。

二、抗病毒治疗药物的种类和选择

我国已批准将普通 IFN-α、PEG-IFN-α 及 6 种 NAs（LAM、ADV、LDT、ETV、TDF、TAF）用于慢性乙型肝炎治疗。但对于初治患者，无论是 HBeAg 阳性还是 HBeAg 阴性，均优先推荐选用 ETV、TDF、TAF 或 PEG-IFN-α。

干扰素

IFN 的基础研究和临床应用已有半个多世纪的历史，其具有增强清除病毒的免疫功能和直接抑制病毒的作用。以往研究已经证实，IFN 治疗慢性乙型肝炎在相对确定的疗程内，患者的病毒抑制率和 HBeAg 消失率或血清学转换率较高，停药后复发率较低。取得持续应答的患者可改善远期预后，减少肝硬化和肝细胞癌的发生率，提高生存率。近年的 PEG-IFN 治疗慢性乙型肝炎的临床研究弥补了以往普通 IFN 的不足。一般认为，相对年轻的患者、希望近年内生育的患者、期望短期完成治疗的患者、初次接受抗病毒治疗的患者，应优先选择疗程相对较短且相对固定的 IFN 治疗。

IFN 的不良反应较常见，发生率较高，主要是流感样症状和一过性外周血常规改变。有些不良反应（如精神异常、甲状腺疾病及功能异常、糖尿病、与产生自身免疫抗体的相关疾病等）尽管发生率并不高，但可能引起较严重后果，应密切关注，谨慎处理。育龄期患者在 IFN 治疗过程中应严格采取避孕措施。

普通 IFN 及 PEG-IFN 均推荐 1 年疗程，若经过 24 周治疗 HBsAg 定量仍大于 20000U/ml，建议可以调整治疗策略，停药改用 NAs 治疗。从经济学角度考虑，不推荐延长 IFN 治疗疗程。

IFN 治疗的绝对禁忌证包括：妊娠或短期内有妊娠计划，有精神病史（具有精神分裂症或严重抑郁症等病史）、未能控制的癫痫、失代偿期肝硬化、未控制的自身免疫性疾病，伴有严重感染、视网膜疾病、心力衰竭和慢性阻塞性肺疾病等基础疾病。

核苷类似物

研究证实，持续、活跃的 HBV 复制是慢性乙型肝炎（CHB）疾病进展的最重要因素，只有长期抑制 HBV 复制，才有可能防止疾病进展。但 HBV 在复制过程中，在肝细胞核内形成可持续存在的共价闭合环状 DNA（cccDNA）；核苷和 NAs 主要抑制 HBV 复制的逆转录环节，对 cccDNA 无直接抑制或清除作用；CHB 患者存在特异性免疫功能障碍，而 NAs 无直接的免疫调节作用。现有 NAs 抗病毒治疗很难彻底清除 HBV，因此需要长期抗病毒治疗。

NAs 是当前 CHB 抗病毒治疗的主要药物。目前用于 CHB 患者抗病毒治疗的 NAs 包括 TAF、ETV、TDF、LAM、ADV、LDT 等。NAs 具有迅速抑制 HBV 复制、口服方便和安全性良好等特点，但随着 NAs 的广泛应用，其相关的肾脏、骨骼、肌肉及神经系统等不良反应的报道逐渐增加；虽然这些不良反应的总体发生率并不高，但如不及时发现与处理，有可能引起较为严重的临床后果。

是否启动抗病毒治疗主要根据血清 HBV DNA 水平、血清 ALT 和疾病严重程度，同时结合患者年龄、家族史和伴随疾病等因素，综合评估患者疾病进展风险后决定（代偿期和失代偿期乙型肝炎肝硬化，需要长期抗病毒治疗），对初治患者优先推荐使用 ETV、TDF 或 TAF。对于 HBeAg 阳性患者，发现 ALT 水平升高后，可以观察 3 ~ 6 个月，如未发生自发性 HBeAg 血清学转换，且 ALT 持续升高，再进行抗病毒治疗。IFN 有导致肝衰竭等并发症的可能，因此，禁用于失代偿期肝硬化患者，对于代偿期肝硬化患者也应慎用。

核苷类似物治疗和监测

将 ETV、TDF、TAF 明确作为一线药物推荐为治疗首选。对于 6 种药物（ETV、TDF、TAF、LDT、ADV 及 LAM）的短期和长期疗效，均已有研究结论。长期服用 TDF 的患者应警惕肾功能不全和低磷性骨病的发生。指南提出选择 NAs 治疗的患者，应首选高耐药基因屏障的药物，并强调早期病毒学应答的重要性。但我国目前仍有相当一部分患者由于各种原因已经选择了低耐药基因屏障的药物，针对这部分患者，可以改用优化治疗或联合治疗的方案。关于 NAs 的不良反应，主要有肾功能不全（主要见于 ADV 治疗）、低磷性骨病（主要见于 ADV、TDF 治疗）、肌炎（主要见于 LDT 治疗）、横纹肌溶解（主要见于 LDT 治疗）、乳酸酸中毒（可见于 LAM、ETV、LDT 治疗）等。

特殊人群抗病毒治疗方案

肝衰竭和肝细胞癌患者，若 HBV DNA 阳性，建议尽早抗病毒治疗，且优先推荐使用 ETV、TDF、TAF。对于妊娠患者，为降低母婴传播风险，妊娠中后期 HBV DNA 载量大于 2×10^6 IU/ml 的患者，可于妊娠第 24～28 周给予 TDF、LDT 或 LAM 治疗，并于产后 1～3 个月停药，停药后可以母乳喂养。关于男性抗病毒治疗患者的生育问题，应用 IFN 治疗的男性患者，在停药后 6 个月方可考虑生育；应用 NAs 抗病毒治疗的男性患者，目前尚无证据表明 NAs 治疗对精子的不良影响，可在与患者充分沟通的前提下考虑生育。

三、抗病毒治疗的目标

在最大限度地长期抑制 HBV 复制的基础上，特别强调对于部分适合的患者应尽可能追求慢性乙型肝炎的临床治愈，即停止治疗后持续的病毒学应答，HBsAg 消失，并伴有 ALT 复常和肝组织学的改善。

治疗终点的定义分为三类：①理想的终点，即停药后 HBsAg 持久消失；②满意的终点，即停药后持续的病毒学应答，ALT 复常和 HBeAg 血清学转换；③基本的终点，即抗病毒治疗期间长期维持病毒学应答。

四、关于核苷类似物耐药的预防和处理

严格评估患者是否需要抗病毒治疗

对于肝炎症病变轻微、难以取得持续应答的患者（如 ALT 正常、HBeAg 阳性的免疫耐受期），特别是当这些患者年龄小于 30 岁时，不宜开始抗病毒治疗。

谨慎选择核苷类似物

如条件允许，开始治疗时宜选用抗病毒作用强和耐药发生率低的药物，如 ETV、TDF 或 TAF。

治疗中密切监测，一旦发现耐药，尽早给予挽救治疗

定期检测 HBV DNA，特别是用药 1 个月时应查看 HBV DNA 下降的情况，以及时发现原发性无应答或长期用药后可能出现的病毒学突破。对合并人免疫缺陷病毒（HIV）感染、肝硬化及高病毒载量等早期应答不佳者，宜尽早采用无交叉耐药位点的 NAs 联合治疗。

对于 NAs 发生耐药者，可以选择联合或单用 PEG-IFN-α 治疗。

五、乙型肝炎病毒携带者

什么是乙型肝炎病毒携带者

HBV 携带者过去称为健康携带者，目前分为以下两种情况。

慢性 HBV 携带者：多为处于免疫耐受期的 HBsAg、HBeAg 和 HBV DNA 阳性者，1 年内连续随访 3 次以上均显示血清 ALT 和 AST 在正常范围，肝组织学检查无明显异常。

非活动性 HBsAg 携带者：血清 HBsAg 阳性、HBeAg 阴性、抗 –HBe 阳性或阴性，HBV DNA 低于最低检测限，1 年内连续随访 3 次以上，ALT 均在正常范围；肝组织学检查显示 Knodell 肝炎活动指数（HAI）<4 或根据其他的半定量计分系统判定病变轻微。

乙型肝炎病毒携带者有哪些限制，是否有传染性

慢性 HBV 携带者及 HBsAg 携带者，除不能献血及从事国家法律规定的特殊职业（如服兵役等）外，可照常生活、学习和工作，但要加强随访。

乙型肝炎患者和携带者的传染性高低，主要取决于血液中 HBV DNA 水平，而与血清 ALT、AST 或胆红素水平无关。与患者的日常工作或生活接触，如同一办公室工作（包括共用计算机等办公用品）、握手、拥抱、同住一宿舍、同一餐厅用餐和共用厕所等无血液暴露的接触，一般不会传染 HBV。经吸血昆虫（蚊、臭虫等）传播未被证实。

何时抗病毒治疗

慢性 HBV 携带者和非活动性 HBsAg 携带者建议做肝组织学检查，尤其是 40 岁以上的患者，如肝组织学显示 Knodell HAI>4，或炎症 G>2 炎症坏死，需进行抗病毒治疗；如肝炎病变不明显或未做肝组织学检查，建议暂不进行治疗。非活动性 HBsAg 携带者一般不需治疗。上述两类携带者均应每 3 ~ 6 个月进行生化、病毒学、甲胎蛋白和影像学检查，一旦出现 ALT ≥ 2 × ULN，且同时 HBV DNA 阳性，可用 IFN-α 或 NAs 治疗。

六、乙型肝炎疫苗

乙型肝炎疫苗自 1971 年面世以来，主要有血源性乙型肝炎疫苗和重组乙型肝炎疫苗（基因工程乙型肝炎疫苗）两类。1985 年我国批准使用血源性乙型肝炎疫苗，1996 年后逐渐停止使用。1995 年我国批准使用重组乙型肝炎疫苗，包括重组酵母和重组中国仓鼠卵巢细胞（CHO）乙型肝炎疫苗，目前广泛使用。我国于 1992 年将乙型肝炎疫苗纳入计划免疫管理，并要求自 1992 年 1 月 1 日起，对所有新生儿按 0、1、6 月程序（即出生 24 小时内、出生后 1 和 6 个月）接种 3 针乙型肝炎疫苗。2005 年 6 月 1 日起，新生儿乙型肝炎疫苗接种完全免费。《慢性乙型肝炎防治指南（2015 年版）》建议：对 HBsAg 阳性母亲所生的新生儿应用乙型肝炎免疫球蛋白和乙型肝炎疫苗联合免疫。

用于未成年人的乙型肝炎疫苗主要是酵母菌表达的乙型肝炎疫苗（重组酵母乙型肝炎疫苗）和中国仓鼠卵巢细胞表达的乙型肝炎疫苗（重组 CHO 乙型肝炎疫苗），推荐剂量分别为 5μg 和 10μg，接种 3 剂，程序是 0、1、6 个月接种，新生儿出生后 24 小时内接种首剂；如果母亲是乙型肝炎患者或 HBV 携带者，推荐给新生儿同时接种乙型肝炎免疫球蛋白，剂量大于 100U。

对 HBsAg 阴性母亲所生新生儿可用 10μg 重组酵母乙型肝炎疫苗免疫；对新生儿时期未接种乙型肝炎疫苗的儿童应进行补种，剂量为 10μg 重组酵母乙型肝炎疫苗或 20μg 重组 CHO 乙型肝炎疫苗；对成人建议接种 3 针 20μg 重组酵母乙型肝炎疫苗或 20μg 重组 CHO 乙型肝炎疫苗。对免疫功能低下或无应答者，应增加疫苗的接种剂量（如 60μg）和针次；对 3 针免疫程序无应答者可再接种 1 针 60μg 或 3 针 20μg 乙型肝炎疫苗，并于再接种乙型肝炎疫苗后 1 ~ 2 个月检测血清中抗 -HBs，如仍无应答，可再接种 1 针

60μg 重组酵母乙型肝炎疫苗。

接种乙型肝炎疫苗后有抗体应答者的保护效果一般至少持续 12 年，因此，一般人群不需要进行抗 –HBs 监测或加强免疫。但对高危人群可进行抗 –HBs 监测，如抗 –HBs<10mIU/ml，可给予加强免疫。建议父母有 HBV 感染或肝炎者的子女 3 ～ 5 年检测抗 –HBs 水平，酌情加强注射。

意外暴露后预防：当有破损的皮肤或黏膜意外暴露 HBV 感染者的血液和体液后，可按照以下方法处理。如已接种过乙型肝炎疫苗，且已知抗 –HBs 阳性，可不进行特殊处理。如未接种过乙型肝炎疫苗，或虽接种过乙型肝炎疫苗，但抗 –HBs<10mIU/ml 或抗 –HBs 水平不详，应立即注射乙型肝炎免疫球蛋白 200 ～ 400IU，并同时在不同部位接种 1 针乙型肝炎疫苗（20μg），于 1 个月和 6 个月后分别接种第 2 和第 3 针乙型肝炎疫苗（各 20μg）。

（于红卫）

第四章

丙型肝炎专题

一、哪些人容易得丙型肝炎

了解了 HCV 的传播途径，就容易了解哪些人群是丙型肝炎易感人群。易感人群包括：接受输血及血液制品者；注射（尤其是静脉注射）吸毒者；血液透析及肾移植患者；丙型肝炎家庭内密切接触者，尤其是配偶；有不正当性行为或同性恋者；丙型肝炎孕妇所生婴儿等。此外，被污染血或血制品暴露概率较高的人群如医务人员、实验室工作人员、处理血或血制品者，其 HCV 的感染率也较高。

经输血和血制品传播

由于以前存在非法的采血、输血及血液制品的现象，许多患者被输入未经检测、但 HCV 为阳性的血及血制品后，感染了 HCV 而发生丙型肝炎。我国规定对献血人员筛查 HCV 抗体后，该途径得到了有效控制。但由于 HCV 抗体的检出存在窗口期、HCV 抗体检测试剂质量不稳定及少数感染者不产生 HCV 抗体等原因，无法完全筛出 HCV 阳性者，大量输血和血液透析的患者仍有可能感染 HCV。

经破损的皮肤和黏膜传播

这是目前较常见的传播方式，在某些地区，因静脉注射毒品导致的 HCV 传播占 60% ~ 90%。使用非一次性注射器和针头、未经严格消毒的牙科器械、内镜、侵袭性操作和针刺等也是经皮肤和黏膜传播的重要途径。一些可能导致皮肤破损和血液暴露的传统医疗方法，如针灸、拔罐、放血疗法等，也可能与 HCV 传播有关；共用剃须刀、牙刷，以及文身和打耳洞等，也是 HCV 潜在的经血传播方式。

性传播

与 HCV 感染者性交及有性乱行为者感染 HCV 的危险性较高。同时伴有其他性传播疾病者，特别是感染 HIV 者，感染 HCV 的危险性更高。

母婴传播

HCV 抗体阳性母亲将 HCV 传播给新生儿的危险性为 2%，若母亲在分娩时 HCV RNA 阳性，则传播的危险性可高达 4% ~ 7%；合并 HIV 感染时，传播的危险性增至 20%。HCV 病毒载量高可增加传播的危险性。

此外，部分 HCV 感染者的传播途径不明确。接吻、拥抱、喷嚏、咳嗽、食物、饮水、共用餐具和水杯、无皮肤破损及其他无血液暴露的接触一般不传播 HCV。

二、感染丙型肝炎病毒有什么症状

大部分患者在感染 HCV 后没有什么症状，少部分患者因为出现症状（如出现乏力、纳差、腹胀等身体不适）才就诊。目前门诊的丙型肝炎患者，也大都是偶然情况下发现的，如婚检和生育前、内镜检查前及手术前的常规传染病筛查等。由于丙型肝炎防治知识的宣传普及不足，我国患者主动筛查 HCV 感染的意识不强，有症状才就诊，而此时往往已经发生肝硬化甚至肝癌，错过了最佳治疗机会，所以这方面的宣教工作需要加强。

三、感染丙型肝炎病毒可以自愈吗

一般情况下，急性 HCV 感染通常发生在接触后的前 6 个月，并由此诱发慢性疾病。受 HCV 影响的人中有 60% ~ 80% 的人会发生慢性 HCV 感染，增加他们肝损害的风险。在接触 HCV 的人群中，15% ~ 45% 的幸运儿能在不接受治疗的情况下 6 个月内清除病毒，其他 55% ~ 85% 的人，则需要进行治疗。WHO 已经将 HCV（慢性感染）列为一类致癌物，该病毒长时间留在人体内，会导致肝慢性炎症坏死和纤维化，部分患者可能发展为肝硬化甚至肝细胞癌而影响生存质量。

所以说，"丙型肝炎可以自愈"的说法对，但不完全准确，部分患者能通过自身机体调节使自己痊愈但并不是所有人都可以。好在丙型肝炎是一种可以根治的疾病，关键是有感染 HCV 高危因素的人员要主动检查，及时发现丙型肝炎并接受治疗。

四、丙型肝炎有什么治疗方法

治疗丙型肝炎的药物包括抗病毒药和保肝药。丙型肝炎的治疗重点是抗病毒，因此，我们主要讲丙型肝炎的抗病毒治疗。

丙型肝炎的抗病毒药物有哪些

丙型肝炎的抗病毒药物包括 IFN-α、利巴韦林（RBV）和近年陆续研发并批准上市的一系列 DAAs。由于 DAAs 的抗 HCV 的疗效、耐受性、应用方便性均远优于 IFN-α 联合 RBV 的治疗方案，并且所需疗程也明显短于后者，因此，基于 DAAs 的治疗方案是今后丙型肝炎治疗的主要趋势。

丙型肝炎的抗病毒治疗方案有哪些

1. IFN 联合 RBV 方案

PEG-IFN-α 与 RBV 联合应用是该方案中的主要组合（简称 PR 方案），其次是普通 IFN-α 或复合 IFN 与 RBV 的组合，二者均优于单用 IFN-α。该方案由于疗程较长、不良反应较多、患者耐受性较差及持续病毒应答率不够高等问题，已逐渐被以 DAAs 为基础的抗病毒治疗方案替代。

2. 以 DAAs 为基础的抗病毒治疗方案

以 DAAs 为基础的抗病毒方案包括不同 DAAs 联合或复合制剂、DAAs 联合 RBV、1 种 DAAs 联合 PR 等。无论患者处于肝功能代偿期还是失代偿期、患者是否合并肾功能不全，在目前可及的抗病毒药物中，基本都可以找到适合患者个体情况的基于 DAAs 的治疗方案。但需要注意的是，不同类型 DAAs 有不同的联合方案，DAAs 与不同药物联合后适用的感染人群受病毒基因型限制，有的适用于所有基因型，有的仅适用于部分基因型，具体治疗应在专科医生指导下进行。

五、丙型肝炎直接抗病毒药及其应用注意事项

常用丙型肝炎直接抗病毒药

自 2011 年以来，丙型肝炎 DAAs 中的多种药物已经陆续在国外、国内上市（表 2-4-1）。目前 DAAs 主要有 NS3/4A 蛋白酶抑制剂、NS5A 抑制剂、NS5B 聚合酶抑制剂三大类，其中包括不同作用靶点药物的复合制剂。

表 2-4-1　已上市的丙型肝炎 DAAs

类别	药品名	规格	使用剂量
NS3/4A 蛋白酶抑制剂	司美匹韦（Simeprevir）	150mg，胶囊	1 粒 qd
NS3/4A 蛋白酶抑制剂	阿舒瑞韦（Asunaprevir）	100mg，胶囊	1 粒 bid
NS5A 抑制剂	达拉他韦（Daclatasvir）	30mg 或 60mg，片剂	1 片 qd
NS5B 非核苷类聚合酶抑制剂	达塞布韦（Dasabuvir）	250mg，片剂	1 片 bid
NS5B 核苷类聚合酶抑制剂	索非（磷）布韦（Sofosbuvir）	400mg，片剂	1 片 qd
NS5B 核苷类聚合酶抑制剂 / NS5A 抑制剂	索非（磷）布韦 / 雷迪帕韦（Sofosbuvir/Ledipasvir）	400mg of Sofosbuvir，90mg of Ledipasvir，片剂	1 片 qd
NS5B 核苷类聚合酶抑制剂 / NS5A 抑制剂	索非（磷）布韦 / 维帕他韦（Sofosbuvir/Velpatasvir）	400mg of Sofosbuvir，100mg of Velpatasvir，片剂	1 片 qd
NS5B 核苷类聚合酶抑制剂 / NS5A 抑制剂 / NS3/4A 蛋白酶抑制剂	索非（磷）布韦 / 维帕他韦 / 伏西瑞韦（Sofosbuvir/Velpatasvir/Voxilaprevir）	400mg of Sofosbuvir，100mg of Velpatasvir，100mg of Voxilaprevir，片剂	1 片 qd
NS3/4A 蛋白酶抑制剂 / NS5A 抑制剂 /CYP3A4 强力抑制剂	帕利瑞韦 / 翁比他韦 / 利托那韦（Paritaprevir/Ombitasvir/Ritonavir）	75mg of Paritaprevir，12.5mg of Ombitasvir，50mg of Ritonavir，片剂	2 片 qd
NS3/4A 蛋白酶抑制剂 / NS5A 抑制剂	格拉瑞韦 / 艾尔巴韦（Grazoprevir/Elbasvir）	100mg of Grazoprevir，50mg of Elbasvir，片剂	1 片 qd

服用直接抗病毒药的注意事项

随着越来越多丙型肝炎 DAAs 的开发及问世，不同作用机制的 DAAs 可以联合应用甚至被制成复合制剂。因此，除了需要注意 DAAs 间联合应用时的相互作用外，还需要关注 DAAs 与治疗其他疾病的药物间的相互作用与相互影响，以免对药物的疗效及安全造成不利影响。患者需在临床医生和药师的指导下服用 DAAs 药物。

六、合并其他基础疾病的丙型肝炎如何治疗

合并肾损害的治疗

合并肾损害患者首选无 IFN 和无 RBV 的 DAAs 治疗方案，药物选择与治疗单纯慢性丙型肝炎患者相同。如果患者的肾小球滤过率（GFR）>60ml/min，无须调整 DAAs 剂量。如果患者的 GFR<30 ml/min 或终末期肾病，一般不选用主经肾排泄的 DAAs（如 Sofosbuvir 及其复合制剂）；如果不得不选用主经肾排泄的 DAAs，需在专家指导下调整剂量后使用。

合并乙型肝炎病毒感染的治疗

对于合并 HBV 感染的患者，要注意检测 HBV 和 HCV 的活动状态，以确定抗病毒治疗方案。如果患者 HCV RNA 阳性且 HBV DNA 低于检测值，应根据 HCV 基因型选用抗 HCV 药物；该类患者在经治疗 HCV 获得 SVR后，HBV DNA 有再次活动的风险，因此，在治疗期间和治疗结束后要注意监测 HBV DNA 水平，若 HBV DNA 水平明显升高应加用 NAs 抗 HBV 治疗。若 HBV DNA 阳性而 HCV RNA 也阳性，可考虑先予以长效 IFN 联合 RBV 抗 HCV 治疗，但在治疗期间要注意监测 HBV DNA 水平，若 HBV DNA 活动可考虑加用 NAs 抗 HBV 治疗。若 HCV RNA 阴性而 HBV DNA 阳性，可依照慢性乙型肝炎的防治原则，酌情予以 IFN 或 NAs 抗 HBV 治疗。若 HBV DNA和 HCV RNA 均低于检测值，可定期复查肝功能、肿瘤标志物、肝脏 B 超、HBV DNA 和 HCV RNA 等，暂缓抗病毒治疗。

合并人免疫缺陷病毒感染的治疗

针对合并 HIV 感染的慢性丙型肝炎患者，首选基于 DAAs 的治疗方

案，但在选择治疗方案时要注意 DAAs 与抗 HIV 药物（ARV）间的相互作用（DDIs）。可在临床医生或药师的指导下用药治疗。

通常，抗 HCV 治疗前进行抗 HIV 治疗，但有些情况下，如肝脏存在中至重度肝纤维化病变、疾病进展快速、治疗期间 HIV 感染者不伴有显著的免疫抑制，则首先进行 HCV 治疗，然后再进行抗 HIV 治疗。鉴于抗 HCV 治疗疗程短，要留意抗 HCV 和 HIV 治疗时 DDIs 发生的风险和 ARV 治疗导致的肝毒性风险增高。DAAs 治疗 HIV、HCV 共感染者不良反应发生率较高，因此，治疗前要充分了解 DDIs。

合并结核病的治疗

HCV 感染高危人群往往也是结核分枝杆菌（MTB）感染高危人群，因此，进行抗 HCV 治疗时要筛查 MTB 感染。世界卫生组织（WHO）推荐，在遇到 4 种症状时应筛查活动性结核，如果患者近期没有咳嗽、发热、体重减轻和夜间盗汗，活动性结核可基本排除，否则要进一步检查。大多数 DAAs 经肝脏代谢，当同时使用抗结核药物，如利福平、利福布汀和利福喷汀治疗时，会增加和（或）降低 DAAs 药物水平，因此，应尽量避免同时治疗 HCV 感染和结核病，在抗 HCV 治疗前通常先治疗活动性结核病。HCV 感染人群在抗结核治疗时要监测肝功能，MTB、HCV 共感染人群抗结核药物诱导的肝毒性往往比单独 MTB 感染患者高。HCV 感染和结核病多药耐药患者同时治疗特别棘手，因为许多 DAAs 和二线抗结核药之间存在药物交叉反应。有关 HIV、HCV 与 MTB 共感染者处理的资料有限，但这些共感染病例需要临床准确判断，以减少叠加的不良反应。对于 MTB、HCV 共感染者，临床医生要特别警惕结核病复发。

合并精神疾病患者的治疗和管理

慢性 HCV 感染可引起中枢或外周神经系统、精神异常，导致焦虑、抑郁、失眠等，应将之与肝性脑病鉴别。既往有精神病史的患者，为 IFN 治疗禁忌，根据该类患者的病情，可考虑予以无 IFN 的 DAAs 抗 HCV 治疗。若治疗期间出现精神症状，可予以抗精神病药治疗。在使用抗精神病药和抗 HCV 药治疗时，要注意药物间的相互作用，如 Simeprevir 可增加咪达唑仑的血药浓度。合并用药患者应定期复查。

合并其他慢性基础疾病患者的治疗

合并高脂血症患者服用的他汀类药物除了与 Sofosbuvir 无明显相互作用外，与其他 DAAs 间均有不同程度的相互影响。此外，DAAs 与治疗其他慢性基础疾病的药物（如抗心律失常药、降压药、强心药、降糖药、抑酸剂、毒麻药）间也有不同程度的相互影响或配伍禁忌，故要在临床医生和药师的指导下或根据药品说明书使用。

（朱跃科）

第五章

酒精性肝病

一、认识酒精性肝病

　　酒精性肝病，顾名思义就是由于长期大量饮酒导致的肝脏疾病。它是一类疾病的总称，初期通常表现为酒精性脂肪肝，进而可发展成酒精性肝炎、肝纤维化、肝硬化，部分进展为肝癌，严重酗酒甚至可导致肝细胞广泛坏死诱发肝衰竭。近几年，我国嗜酒人群不断扩大，酒精性肝病的患病率仅次于病毒性肝炎而居第二位。

　　酒精主要在胃肠道内吸收，仅极少部分通过肾脏、肺脏进行排泄，剩余的大部分在肝脏进行代谢，因此说肝脏是酒精代谢、降解的主要场所。

二、酒精性肝病的特点

酒不等于酒精

　　酒的种类繁多，包括白酒、啤酒、葡萄酒、香槟酒及世界各国特产酒品等，多由粮食或者水果发酵酿造而成。其主要成分为酒精，同时其中还包含水、糖、微量元素等。酒精被视作乙醇的俗称，乙醇含量的多少即酒精的度数。不同酒品，酒精含量不同；度数越高，其酒精含量也越大。例如，相同容量的一瓶啤酒和白酒，其酒精含量相差数倍之多，因此不能仅以饮酒量作为酒精性肝病的诊断标准。

　　乙醇量与饮酒量的换算公式：乙醇量（g）= 饮酒量（ml）× 乙醇含量（%）× 0.8。

饮酒就一定会患酒精性肝病吗

　　"小酒怡情，大酒伤身"，并非所有饮酒者都患有酒精性肝病，它的发生及发展与饮酒的量、饮酒时间、酒的类型、饮酒方式、性别、种族、肥胖、遗传因素、营养状况以及是否合并肝炎病毒感染等众多因素相关。偶尔少量饮酒，在肝脏尚能够有效代谢酒精的情况下，一般不会对肝脏造成损伤；根据流行病学调查，酒精所造成的肝损伤是有阈值效应的，只有达到一定饮酒量或饮酒年限，才会大大增加肝损害风险。

如何正确饮酒

既然酒精对肝脏的损伤存在阈值效应，那么在饮酒习惯中就必须严格控制酒精摄入量。曾有学者认为日均酒精消耗量不超过 20g 并且时间不超过 5 年，是发生酒精性肝病的相对安全阈值，但也因人而异。另外，饮酒方式也会对酒精性肝病产生影响。空腹饮用白酒和混合饮用多种酒类，酒精性肝病患病率较高。

酒精性肝病男、女有别

相比较男性，女性对酒精介导的肝毒性更敏感，更小剂量和更短的饮酒期限就可能出现更重的酒精性肝病。研究显示，饮用同等数量的酒精后，男、女血液中酒精水平是不同的，这可能与不同性别间胃里乙醇脱氢酶含量、机体脂肪比例等因素不同有关，因此，酒精性肝病的诊断标准存在性别差异。

酒精和病毒的关系

酒精和病毒感染是造成肝损伤的两种因素，如两者同时存在，会对肝脏的损害产生一定的协同作用：酒精性肝病可增加机体对 HBV 和 HCV 的易感性，据统计，酒精性肝病患者机体内 HBV 和 HCV 的检出率高于一般感染人群；同时慢性病毒性肝炎患者对乙醇的敏感度更高，易合并酒精中毒，使从饮酒到发病的时间明显缩短，进一步加重肝损伤。

三、酒精性肝病的诊断标准

（1）有长期饮酒史，一般超过 5 年，折合乙醇量，男性 ≥40g/d，女性 ≥20g/d；或 2 周内有大量饮酒史，折合乙醇量 >80g/d。

（2）临床症状为非特异性，可无症状，或有右上腹胀痛、食欲不振、乏力、体重减轻、黄疸等；随着病情加重，可有神经精神症状和蜘蛛痣、肝掌等肝病表现。

（3）血清 AST、ALT、谷氨酰转肽酶、TBil、凝血酶原时间（PT）、平均红细胞容积（MCV）和糖缺失性转铁蛋白（CDT）等指标升高。其中 AST/ALT>2，谷氨酰转肽酶升高、MCV 升高为酒精性肝病的特点，而 CDT 测定虽然较特异但临床未常规开展。禁酒后这些指标可明显下降，通常 4 周内基本恢复正常（但谷氨酰转肽酶恢复较慢），有助于诊断。

（4）肝脏 B 超或 CT 检查有典型表现。

（5）排除嗜肝病毒现症感染、药物性肝损伤、中毒性肝损伤和自身免疫性肝病等。

符合（1）、（2）、（3）、（5）项或（1）、（2）、（4）、（5）项可诊断酒精性肝病；符合（1）、（2）、（5）项可疑诊酒精性肝病。

四、酒精性肝病的治疗

严格戒酒

严格戒酒是预防酒精性肝病的最根本方法。及早严格戒酒，可避免酒精性肝病的发展。早期酒精性肝病患者，严格戒酒后加之积极有效的治疗，病情可以得到逆转。即使是对于中、晚期的患者，戒酒也是控制病情进一步恶化的重要措施。但在戒酒过程中应严密观察戒断综合征现象，必要时可到专科医院进行相关药物干预。

营养支持治疗

酒精性肝病患者多表现为肌营养不良，故治疗时在加强蛋白质摄入基础上保证碳水化合物的摄入很重要。另外，运动有助于营养物质的吸收和代谢。

药物治疗

1. 美他多辛

可加速酒精的代谢清除，有助于改善酒精中毒症状和行为异常，适用于急、慢性酒精中毒，酒精性肝病及戒酒综合征。

2. 保肝药物

多烯磷脂酰胆碱，可以有效保护肝细胞膜；甘草酸制剂、水飞蓟宾类药物有不同程度的抗氧化、抗炎等作用，可最终改善肝功能。

3. 维生素和微量元素等

长期饮酒可影响各种维生素及微量元素的摄入、吸收、代谢过程，最终导致缺乏，特别是 B 族维生素，因此，治疗中需积极给予适量补充。

4. 糖皮质激素

激素治疗仅适用于急性重症酒精性肝炎和并发肝性脑病者，可减少近期病死率，但不适于轻、中度酒精性肝炎患者。

并发症治疗

如疾病进展至酒精性肝硬化，出现各种并发症（如腹水、肝性脑病、消化道出血等）时，需积极治疗相关并发症，同时还应动态监测甲胎蛋白等，定期进行 B 超检查，警惕肝癌的发生。

肝移植治疗

严重的酒精性肝硬化、肝衰竭患者，如内科治疗效果差，可考虑肝移植治疗，同时要求患者肝移植前戒酒 3 ~ 6 个月。

（王金环）

45

第六章

非酒精性脂肪性肝病

一、什么是非酒精性脂肪性肝病

非酒精性脂肪性肝病是指除外酒精和其他明确的损肝因素所致的以肝细胞内脂肪过度沉积为主要特征的临床病理综合征，与胰岛素抵抗和遗传易感性密切相关的获得性代谢应激性肝损伤；包括单纯性脂肪肝（SFL）、非酒精性脂肪性肝炎（NASH）及其相关肝硬化。

营养过剩所致体重增长过快和体重过重、肥胖、糖尿病、高脂血症等代谢综合征相关脂肪肝，以及隐源性脂肪肝均属于原发性非酒精性脂肪性肝病，与胰岛素抵抗和遗传易感性有关；而营养不良、全胃肠外营养、减肥手术后体重急剧下降、药物或环境和工业毒物中毒等所致脂肪肝则属于继发性非酒精性脂肪性肝病。

二、非酒精性脂肪性肝病的危害

随着肥胖及其相关代谢综合征全球化的趋势，非酒精性脂肪性肝病现已成为欧美等发达国家和我国富裕地区慢性肝病的重要病因，普通成人非酒精性脂肪性肝病的患病率为 10%～30%，其中 10%～20% 为 NASH，NASH 10 年内肝硬化发生率高达 25%。

非酒精性脂肪性肝病除可直接导致失代偿期肝硬化、肝细胞癌和移植肝复发肝癌外，还可影响其他慢性肝病的进展，并参与 2 型糖尿病和动脉粥样硬化的发病。代谢综合征相关恶性肿瘤、动脉硬化性心脑血管疾病及肝硬化为影响非酒精性脂肪性肝病患者生活质量和预期寿命的重要因素，并且目前非酒精性脂肪性肝病对人类健康的危害仍在不断增加。

三、非酒精性脂肪性肝病的症状

脂肪肝患者多无自觉症状，部分患者可有乏力、消化不良、肝区隐痛、肝脾肿大等非特异性症状及体征。其还可有体重超重和（或）内脏性肥胖、空腹血糖增高、血脂紊乱、高血压等代谢综合征相关症状。

四、只有肥胖的人才会患脂肪肝吗

很多人错误地认为脂肪肝一定是体重超重的人才会得的，其实不然，确实重度肥胖的人脂肪肝发生率高达 61% ~ 94%，但体重在正常范围或低于正常值的人也会得。

禁食、过分节食或其他快速减轻体重的措施可在短期内引起脂肪分解大量增加，肝内谷胱甘肽大量消耗，使肝内丙二醛和脂质过氧化物大量增加，损伤肝细胞，导致脂肪肝。从已知的研究来看，一般通过纯节食减肥或药物减肥一个月体重下降 1/10 或以上者得脂肪肝的可能性非常大，而且一旦停止减肥，体重反弹也会非常快。目前，许多年轻人患脂肪肝的原因就是盲目减肥。营养不良导致蛋白质缺乏也是引起脂肪肝的重要原因之一。摄食不足或消化障碍，不能合成载脂蛋白，可致甘油三酯积存肝内，形成脂肪肝。如重度营养缺乏患者表现为蛋白质缺乏性水肿，体重减轻，皮肤色素减退和脂肪肝。这种情况，在给予高蛋白质饮食后，肝内脂肪会很快减少；或输入氨基酸后，随着蛋白质合成恢复正常，脂肪肝会迅速消除。

五、非酒精性脂肪性肝病的诊断

B超、肝脏脂肪变性定量诊断技术（CAP）、CT及肝组织病理检查可明确诊断，同时需排除酒精性脂肪肝、病毒性肝炎、药物性肝病、全胃肠外营养、肝豆状核变性等与脂肪肝相关的特定疾病。

六、非酒精性脂肪性肝病的治疗

基础治疗

对于大多数脂肪肝患者，通过节制饮食、坚持中等量的有氧运动等非药物治疗措施就可达到控制体重和血糖、降低血脂及促进肝组织学逆转的目的。

所有体重超重、内脏性肥胖及短期内体重增长迅速的非酒精性脂肪性肝病患者，都需控制体重、减少腰围，防止体重急剧下降、滥用药物及其他可能诱发肝病恶化的因素。对于非酒精性脂肪性肝病患者，还需个体化制订合理的能量摄入计划，调整饮食结构，摄取多纤维、高蛋白和富含亲脂性物质的膳食，注意控制碳水化合物的摄取，纠正不良生活方式和行为，避免夜宵和暴食。

运动疗法主要可去除腹部内脏脂肪。最好的运动类型为有氧运动，如快走、游泳、打乒乓球等。做此类运动时人体以有氧分解代谢为主，可使血浆胰岛素减少，抑制甘油三酯合成，促进脂肪分解。短跑、篮球和足球运动等无氧运动，可增加机体能量消耗，使糖酵解增加、游离脂肪酸消耗受阻，减重效果不如有氧运动。

药物治疗

药物辅助治疗要合理。由于脂蛋白代谢紊乱涉及多因素、多环节，迄今临床上尚缺乏令人满意的药物。对于单纯性脂肪肝，不但药物治疗无效，而且用药会增加肝脏负担，有害无益。对于 NASH 患者，采用基础治疗加用护肝抗氧化药物治疗，可促进肝内脂肪及伴随炎症的消退，阻止病情向肝纤维化和肝硬化发展。

另外，许多人还存在一个认识误区，就是寄希望于用降脂药物治疗脂肪肝。其实，至今尚无降脂药物对肝内脂肪沉积有减轻作用的直接依据。许多降血脂药可使血内脂质更集中于肝内进行代谢，反而会增加肝内脂质贮积造成肝损害。因此，这类药物的应用价值存在争议。对不伴有高脂血症的脂肪肝患者，原则上不用降脂治疗。对伴有高脂血症的脂肪肝患者，在基础治疗和应用减肥降糖药物 3～6 个月以上，仍呈混合性高脂血症或高脂血症合并 2 个以上危险因素者，需考虑加用贝特类、他汀类或普罗布考等降脂药物。使用降脂药物的同时还需监测肝功能。

合并 2 型糖尿病、糖耐量损害、空腹血糖增高及内脏性肥胖者，可考虑应用二甲双胍和噻唑烷二酮类药物，以改善胰岛素抵抗和控制血糖。

保肝治疗

非酒精性脂肪性肝病伴肝功能异常、代谢综合征，经基础治疗 3～6 个月仍无效，以及肝活体组织检查证实为 NASH 和病程呈慢性进展性经过者，可采用针对肝病的药物辅助治疗，抗氧化、抗炎、抗纤维化，可依药物性能和肝损伤程度合理选用多烯磷脂酰胆碱、维生素 E、水飞蓟宾及熊去氧胆酸等相关药物，但不建议同时应用多种药物。

肝硬化及其并发症的治疗

绝大多数非酒精性脂肪性肝病预后良好，肝组织学进展缓慢甚至呈静止状态。少数脂肪性肝炎患者进展至肝硬化，其治疗同肝炎肝硬化治疗。失代偿期肝硬化患者可考虑肝移植治疗。

（姚勤伟）

第七章

自身免疫性肝病

一、什么叫自身免疫性肝病

随着乙型肝炎疫苗接种、母婴阻断全面推行、血制品规范管理及抗病毒药物普及，我国乙型肝炎和丙型肝炎已得到有效控制，慢性肝病中的自身免疫性肝病越来越受到重视。自身免疫性肝病是一组特殊的慢性肝病，是由自身免疫异常引起的肝脏损伤性疾病。其突出特点是血清中存在自身抗体。自身免疫性肝病包括4种类型，即自身免疫性肝炎（AIH）、原发性胆汁性胆管炎（PBC）、原发性硬化性胆管炎（PSC）及重叠综合征。其中以自身免疫性肝炎及原发性胆汁性胆管炎最为常见，自身免疫性肝炎－原发性胆汁性胆管炎重叠综合征发病率逐年增加。自身免疫性肝病起病隐匿，进展缓慢，可最终发展成肝硬化。

二、不同自身免疫性肝病的特点

自身免疫性肝炎

临床表现不典型，常有乏力、恶心、呕吐、胁痛、关节痛、肌肉痛、皮疹等。大部分无症状，部分患者伴有其他自身免疫性疾病如甲状腺炎、干燥综合征及类风湿关节炎等。实验室检查可见血清转氨酶升高、碱性磷酸酶轻度升高、γ－谷氨酰转肽酶（γ-GT）升高、自身抗体［抗核抗体（ANA）、抗平滑肌抗体（SMA）、抗肝肾微粒体1型抗体（LKM-1）、抗肝细胞胞浆1型抗体（LC-1）、抗可溶性肝抗原/抗肝胰抗体（SLA/LP）］阳性［有时可见核周型抗中性粒细胞胞浆抗体（ANCA）阳性］、高 γ－球蛋白血症、IgG水平升高等，肝组织活检可确诊。

原发性胆汁性胆管炎

女性患者约占90%，是一种慢性进行性、非化脓性、破坏性小胆管炎，临床表现可有乏力、皮肤瘙痒、黄疸、门静脉高压、骨质疏松、脂溶性维生素缺乏等，可最终发展至肝硬化，可同时合并自身免疫性疾病（如干燥综合征、系统性硬化、自身免疫性甲状腺炎等）。血清碱性磷酸酶和谷氨酰转肽酶升高在原发性胆汁性胆管炎中最常见。自身抗体中抗线粒体抗体（AMA）多阳性，AMA-M_2阳性具有诊断价值。免疫球蛋白IgM升高，疾病晚期多有黄疸。肝组织活检有特征性表现。

原发性硬化性胆管炎

多见于青年男性，表现为胆管炎的反复发作和缓慢发展的肝内胆汁淤积。早期多无明显症状，可有腹痛、黄疸、瘙痒、乏力、发热、疲乏等，可最终发展成肝硬化，10%～30%的患者会发展为胆管癌。可伴有炎症性肠病症状，另外，20%的原发性硬化性胆管炎患者至少合并一种以上的肠外自身免疫性疾病（如胰岛素依赖性糖尿病、甲状腺疾病和银屑病）。早期血生化指标多正常，部分患者出现碱性磷酸酶显著升高，随着病情进展可出现间断黄疸，最终出现肝硬化。60%～93%的原发性硬化性胆管炎患者可检测到核旁型抗中性粒细胞胞浆抗体（p-ANCA）阳性，还可以检测到ANA、SMA等其他抗体阳性。内镜下逆行胰胆管造影（ERCP）、磁共振胰胆管造影（MRCP）是诊断的金标准。

重叠综合征

兼有两者特点。

三、自身免疫性肝病的诊断

根据临床表现、生化和特异性自身抗体及影像学检查可做出临床诊断，必要时可行肝活体组织检查。

四、自身免疫性肝病的治疗

特异性治疗

1. 自身免疫性肝炎

主要为免疫抑制治疗。应根据患者具体情况个体化用药。轻微或无疾病活动的成年自身免疫性肝炎患者和有非活动性肝硬化的自身免疫性肝炎患者，无须免疫抑制治疗，但应长期密切随访（如每隔 3 ~ 6 个月随访一次）。无论临床症状严重与否，儿童自身免疫性肝炎患者确诊后应立即启动免疫抑制治疗。

2. 原发性胆汁性胆管炎

熊去氧胆酸可全面改善胆汁淤积的血清生化指标，延缓患者进行肝移植的时间，并且有可能延长患者寿命。

3. 原发性硬化性胆管炎

药物治疗主要用熊去氧胆酸及免疫抑制剂。内镜治疗可有效缓解主要胆道的狭窄。

对症治疗

1. 保肝治疗

多烯磷脂酰胆碱可以有效保护肝细胞膜；甘草酸制剂、水飞蓟宾类药物有不同程度的抗氧化、抗炎等作用，可最终改善肝功能。

2. 补充维生素和微量元素等

特别是存在肝内胆汁淤积时会导致脂溶性维生素缺乏，应给予补充。

营养支持治疗

详见第三篇第四章。

并发症治疗

如疾病进展至肝硬化失代偿期，会出现各种并发症，如腹水、肝性脑病、消化道出血等，此时需积极治疗相关并发症，同时还应动态监测甲胎蛋白等、定期超声检查，以警惕肝癌和胆管癌的发生。

肝移植治疗

肝硬化失代偿期、肝衰竭患者，如内科治疗效果差，可考虑肝移植治疗。

（姚勤伟）

第八章

特殊人群肝病

一、老年人肝病

老年人肝炎发病率占肝炎患者的 8% ~ 10%，老年人肝炎特点为黄疸高，且易出现胆汁淤积，个别可发生肝衰竭危及生命。老年人基础疾病复杂，可能会延长肝功能恢复时间。老年人各型急性病毒性肝炎均可发生，以乙型、戊型肝炎多见。除病毒性肝炎外，由于基础疾病多，应用药物种类繁多，老年人也易患药物性肝炎。部分老年人因长期饮酒亦可患酒精性肝炎。由于老年人机体反应能力下降，急性期症状比较轻，甚至无症状，常易被忽略。一旦出现症状，实际上就已变为慢性肝炎了，甚至已到了肝硬化、肝癌阶段。随着年龄的增长，肝脏发生退行性变，如重量下降、血流量减少，肝脏解毒能力、合成能力及再生能力等都有所下降，故老年肝炎易发展成肝衰竭且对药物治疗效果差。所以说老年人肝病发病特点为黄疸发生率高，程度较深，持续时间长，易发生感染，并发症较多，病死率高。

值得注意的是，老年人出现黄疸时，除肝炎外，还要特别警惕肿瘤的可能性。此时需及时行腹部超声检查，必要时行进一步检查，如增强 CT、核磁共振等，并综合分析，及早治疗。

随着临床广泛应用 NAs 抗 HBV 治疗及 DAAs 制剂抗 HCV 治疗，老年人同样受益匪浅，按医嘱规范治疗慢性乙型肝炎、慢性丙型肝炎，以期获得良好疗效。老年人应定期进行体格检查，规范使用药物控制基础疾病，不去非正规医疗诊所就诊，不听信偏方、虚假保健宣传等，避免使用伤肝药物，在符合乙型肝炎疫苗接种的情况下进行疫苗接种，注意饮食卫生，以预防肝炎的发生。

二、小儿肝病

小儿病毒性肝炎以甲、乙型肝炎居多，但随着甲、乙型肝炎疫苗的接种和母婴阻断成功率的提高，小儿病毒性肝炎发生率明显下降。巨细胞病毒、EB病毒、柯萨奇病毒、麻疹、风疹病毒等亦可引起肝炎。虽然引起肝炎的病毒不同，但其临床表现很相似。临床亦可见放、化疗药物等导致的肝脏损伤。

以乙型肝炎为例，早期症状不明显，不易被发现。可有发热、鼻塞、流涕、咳嗽等呼吸道症状，也可有食欲不振、呕吐等胃肠道症状，可被误诊为上呼吸道感染、急性胃肠炎。有些还可以表现为关节炎或皮疹。婴儿还可有吐奶、厌食、体重不增、腹胀、大便色泽变淡等表现，重症者大便灰白色，尿色深黄。一般发病较急，病程较短，但婴幼儿易发生肝衰竭，病死率高于成人。

婴幼儿免疫功能不成熟，易出现免疫耐受，成为HBV携带者或轻度慢性乙型肝炎患者，呈慢性活动性肝炎者发生肝纤维化、肝硬化甚至肝细胞癌的概率较高，应在医生指导下选择最佳时机接受规范治疗。

部分接种过乙型肝炎疫苗的婴幼儿仍可能患乙型肝炎的常见原因有2种。一种为乙型肝炎疫苗接种无效，可能因为疫苗接种没有按0、1、6方案进行规范接种，疫苗剂量不足，接种乙型肝炎疫苗后并没有产生乙型肝炎抗体而家长不知道所致。另一种为接种乙型肝炎疫苗后产生的乙型肝炎表面抗体滴度降低，随着时间推移抗体水平不足以预防HBV入侵。这就需要定期（3年一次）检查乙型肝炎表面抗体的滴度是否正常，如果效果减弱，则应注射加强针。

三、妊娠期肝病

妊娠期肝病有两种情况。一种是妊娠期合并的肝病，包括各型病毒性、药物性肝炎，胆石症，自身免疫性肝病等。另一种是妊娠期特有的肝病，包括妊娠期急性脂肪肝、妊娠期肝内胆汁淤积症、妊娠并发症引起的肝损害（如妊娠剧吐、妊娠高血压、HELLP综合征等）。怀孕期间转氨酶、胆红素升高不一定是得了肝炎，可能与妊娠本身相关，产后其可逐渐恢复正常，但一定要进行病毒指标检测，进行鉴别，以防误诊。妊娠剧吐半数以上伴随转氨酶、胆红素轻度升高。妊娠高血压以高血压、水肿、蛋白尿为主要表现。HELLP 综合征则以溶血、肝酶升高和血小板减少为特点。妊娠急性脂肪肝虽发病率不高，但病情进展迅速，母婴病死率极高，若能及早发现、及时终止妊娠可提高其抢救成功率。

怀孕使肝脏负担加重，而且胎儿的代谢和解毒，主要依靠母体的肝脏来完成，也会加重孕妇的肝脏负担，使孕妇容易感染肝炎病毒。对于妊娠早期合并病毒性肝炎是否会使胎儿致畸，目前尚未有定论。早孕反应，如恶心、呕吐等可因肝炎而加重，早孕反应可能会掩盖肝炎的消化道症状。妊娠早期合并病毒性肝炎者应特别注意休息，改善饮食，慎用药物，视肝损伤情况考虑是否终止妊娠。妊娠中晚期合并肝炎者，须及时住院治疗防止肝衰竭的发生，由专业妇产科和肝病医生联合评估肝损害程度和胎儿发育情况来决定是否需要终止妊娠。妊娠晚期合并肝炎者，要积极保肝、对症治疗，预防胎儿流产、胎儿早产、死胎、胎儿宫内窘迫等的发生。

目前没有证据表明甲型肝炎病毒可通过胎盘传播，也没有关于其会导致胎儿畸形的报道；HBV 可以通过母婴传播，妊娠期乙型肝炎易发展为重型肝炎或有发展为重型肝炎的趋势；HCV 也可以通过母婴传播，但相对 HBV 概率较低。妊娠期应警惕病从口入，尤其是进食海鲜等时。在怀孕 6～9 个月时患病毒性肝炎，更易发展为重型肝炎，孕妇病死率高，发生流产、死胎的概率也高，应予以足够的重视。

乙型肝炎免疫耐受期孕妇血清 HBV DNA 高载量是母婴传播的高危因素之一，新生儿应用乙型肝炎免疫球蛋白和乙型肝炎疫苗联合免疫是乙肝防治指南推荐的母婴阻断方法。随着脐带血中 HBV 检测的开展，母婴阻断技术逐渐得到发展。建议在正规专科医生指导下进行脐带血中 HBV 检测。

关于慢性活动性肝炎和肝硬化孕妇对胎儿的影响说法不一，有报道称无明显影响，有报道称易导致早产和死胎。慢性活动性肝炎和肝硬化育龄期女性在积极控制病因，积极有效保护肝功能达到稳定状态下，可以考虑孕育新生命，但一定要做好孕期定期产检工作，密切监测肝功能变化，否则可能会出现孕期肝功能恶化，危及孕妇的生命。不论何种情况，肝功能异常时均不宜怀孕，至于何时怀孕，建议咨询专科医生。

（董金玲）

第九章

肝 硬 化

肝硬化是由一种或多种病因长期反复作用于肝，造成广泛的肝细胞坏死、残存肝细胞结节性再生、结缔组织增生与纤维隔形成，导致肝小叶结构破坏和假小叶形成，肝逐渐变形、变硬而致的疾病。早期肝纤维化可逆，一旦假小叶形成即成为不可逆病变。

造成肝硬化的原因很多，在我国，慢性乙型肝炎、慢性丙型肝炎是引起肝硬化的主要原因。此外，慢性酒精中毒、药物或毒物的慢性损伤、自身免疫性肝病、血吸虫等均可导致肝硬化形成。

一、肝硬化的表现

肝硬化形成缓慢隐匿，早期因为肝强大的代偿能力而可以没有任何症状，常常在体检或因其他疾病检查时才被发现。随着病情的逐渐发展，因胃肠道淤血、分泌及吸收功能障碍，部分患者表现为乏力、食欲减退和消化不良，且这些症状常间歇发作，在劳累、精神紧张或大量饮酒后而加重，经休息或适当治疗后可缓解，因为不具特异性，往往被大家忽视。体检时脾呈轻度或中度肿大，肝功能检查结果可正常或轻度异常。当病情进展至肝功能失代偿时，会逐渐出现一系列肝功能损害和门静脉高压的表现，并累及多个器官，晚期常出现上消化道出血、肝性脑病、继发感染、脾功能亢进、腹水、癌变等并发症。

肝功能减退的表现

1. 全身症状

一般情况与营养状况较差，皮肤干枯粗糙，面色晦暗黝黑。消瘦乏力，精神不振，重症者衰弱而卧床不起。因肝合成功能减退，常继发贫血、舌炎、口角炎、夜盲、多发性神经炎及下肢浮肿；因肝细胞坏死、肝解毒功能减退导致肠道吸收的毒素进入血液循环、门脉血栓形成或内膜炎、继发性感染等而有不规则低热。

2. 消化道症状

因为胃肠道淤血、水肿、炎症，消化吸收障碍和肠道菌群失调，肝硬化患者的食欲明显减退，进食后即感上腹不适和饱胀，恶心，甚至呕吐；对脂肪和蛋白质耐受性差，进食油腻食物，易出现腹泻。患者会因腹水和胃肠积气而感腹胀难忍，晚期可出现中毒性鼓肠。

3. 出血倾向及贫血

由于肝脏合成凝血因子的功能减退，脾功能亢进所致血小板减少和毛细血管脆性增加，患者常常有鼻衄、齿龈出血、皮肤瘀斑和胃肠黏膜糜烂出血等。由于营养缺乏、肠道吸收功能低下、脾功能亢进和胃肠道出血等，患者可能存在不同程度的贫血。

4. 内分泌失调

肝功能减退后对雌激素、醛固酮及抗利尿激素的灭活作用减弱，男性患者常有性欲减退、睾丸萎缩、毛发脱落及乳房发育等症状，女性患者常有月经不调、闭经、不孕等症状。此外，有些患者可在面部、颈、上胸、背部、两肩及上肢等区域出现蜘蛛痣（中心部直径 2mm 以下的圆形小血管瘤，向四周伸出许多毛细血管，看上去像一个红色的小蜘蛛，如果用笔尖压迫中心部，蜘蛛痣会消失）和（或）肝掌（手掌大小鱼际和指端的掌面呈密集成片的鲜红色斑点、斑块，按压后褪色）。醛固酮和抗利尿激素增多时会造成水、钠潴留，导致尿量减少和浮肿，对腹水的形成和加重有促进作用。如有肾上腺皮质功能受损，则面部和其他暴露部位，可出现皮肤色素沉着。

门静脉高压的表现

门静脉高压有 3 个主要临床表现：脾大、侧支循环的建立与开放、腹水。

1. 脾大

常为中度脾大，部分可达脐下，主要原因为脾脏淤血、毒素及炎症因素及网状内皮细胞增生等。如发生脾周炎可引起左上腹疼痛或腹痛。脾大常伴有白细胞、血小板和（或）红细胞减少，称为脾功能亢进。

2. 侧支循环的建立与开放

门静脉压力增高时，来自消化器官和脾的回心血流受阻，迫使门静脉系统许多部位血管与体循环之间建立侧支循环，也就是我们常说的静脉曲张。其中比较重要的有：①食管 - 胃底静脉曲张，常可因门脉压力显著增高，食管炎、粗糙锐利食物损伤，或腹内压力突然增高，而致破裂大出血；②腹壁和脐周静脉曲张，在脐周腹壁可见纡曲的静脉，偶可见脐周静脉突起形成水母头状的静脉曲张；③直肠－痔静脉曲张，部分患者可形成内痔、外痔和混合痔，破裂时可引起便血。

3. 腹水

是肝硬化失代偿最突出的表现。腹水形成是多因素共同作用的结果，腹水出现以前常有肠胀气。大量腹水时腹部膨隆、腹壁绷紧发亮，致患者行动不便，腹压升高，压迫腹内脏器，引起脐疝，亦可使膈肌抬高而致呼吸困难和心悸。部分患者可出现胸腔积液，以右侧较为常见，多为腹水通过横膈淋巴管进入胸腔所致，称为肝性胸腔积液。患者常伴有下肢的可凹性水肿，重者出现全身水肿。

二、肝硬化常见并发症

肝硬化患者常因并发症而死亡，主要的并发症如下。

食管－胃底静脉曲张破裂出血

肝硬化因门静脉高压出现食管－胃底静脉曲张和胃黏膜充血糜烂（门静脉高压性胃病），是肝硬化较为常见和严重的并发症。有些患者可因粗糙食物、化学性刺激及腹内压增高等因素造成食管－胃底静脉曲张破裂出血。常常出血量大，表现为上腹胀满，呕吐带胃内容物的鲜血或血块，同时还会有部分血液经消化道排出，形成血便或柏油便，严重者可因失血而出现休克。出血量少时可仅有黑便。

自发性细菌性腹膜炎

自发性细菌性腹膜炎也是终末期肝硬化患者死亡的重要原因之一，其发生与肠壁淤血水肿，黏膜屏障作用削弱，肠腔内细菌增殖紊乱和细菌易位至腹腔及机体抗感染、免疫防御功能下降密切相关。常表现为短期内腹腔积液迅速增加，对利尿剂无反应，伴腹泻、腹痛、腹胀、发热，少数患者伴血压下降，肝功能恶化或肝性脑病加重。

肝性脑病

随着肝功能受损程度的增加，肝脏对有毒物质的清除能力下降，肝硬化晚期患者会出现以代谢紊乱为基础的神经精神方面的异常，称为肝性脑病。肝性脑病的发生可能是多种因素综合作用的结果，但含氮物质包括蛋白质的代谢障碍导致肠道毒性代谢产物增加和抑制性神经递质的积聚可能起主要作用。来自肠道的许多毒性代谢产物，未被肝脏解毒和清除，经侧支进入体循环，透过血脑屏障而至脑部，引起大脑功能紊乱。糖和水、电解质代谢紊乱以及缺氧可干扰大脑的能量代谢而加重脑病。脂肪代谢异常，特别是短链脂肪酸的增多也对肝性脑病的发生有重要作用。此外，慢性肝病患者大脑敏感性增加也是导致肝性脑病发生的重要因素。肝性脑病患者表现为性格改变，行为异常，如欣快激动或淡漠少语，衣冠不整，吐词不清或缓慢等，对时间、地点、人物概念混乱，不能做简单计算，睡眠时间颠倒，甚至有幻觉、恐惧和狂躁，严重者可昏迷不醒。如有以下诱因更易发生肝性脑病：①上消化道出血；②摄入过量的含氮食物如蛋白质、胺盐、蛋氨酸等；③水电解质紊乱和酸碱平衡紊乱；④缺氧和感染；⑤低血糖；⑥便秘；⑦镇静剂和手术等。

肝肾综合征

肝肾综合征是肝衰竭状态下出现的功能性肾衰竭，可因顽固性腹水、进食差、呕吐、腹泻等引起。表现为自发性少尿或无尿、氮质血症、稀释性低钠血症和低尿钠，但肾却无重要病理改变，是重症肝病的严重并发症，提示预后不佳。

肝肺综合征

肝病患者可能发生肺血管扩张和动脉氧合异常引起低氧血症，其在终末期肝病患者中的发生率为13% ~ 47%。患者可出现杵状指、发绀、蜘蛛痣。

原发性肝癌

肝硬化与肝癌关系密切，原发性肝癌可能与肝硬化结节不典型增生有关。

门静脉血栓形成

发生率约为10%，如血栓缓慢形成，可无明显临床症状。如突然发生急性完全性阻塞，可出现剧烈腹痛、腹胀、便血及休克，脾迅速增大伴腹腔积液迅速增加。

三、如何判断肝硬化程度

肝硬化患者众多，病情有轻有重，病情轻者没有太多异常，可以正常工作学习；病情重者需要住院治疗。那怎样判断肝硬化的严重程度呢？

看肝功能情况

如果患者肝功能基本正常，无明显黄疸，白蛋白正常，PTA 基本正常，血常规仅有轻度异常，如白细胞和（或）血小板降低，表示肝硬化处于静止期，病情相对稳定，医学上称之为"静止期肝硬化"，病情相对较轻。如果患者肝功能明显异常，白蛋白低，PTA 较低，胆红素显著升高，医学上称之为"活动性肝硬化"，则病情较重。

看有无并发症

如果仅有轻度乏力、食欲减退或腹胀症状，ALT 和 AST 轻度异常，有门静脉高压症，如脾功能亢进及轻度食管胃底静脉曲张，但没有出现食管 - 胃底静脉曲张破裂出血，无腹水和肝性脑病等并发症，表明肝功能尚处于代偿范围内，医学上称之为"代偿期肝硬化"。如果患者常发生食管 - 胃底静脉曲张破裂出血、肝性脑病、腹水等严重并发症，有明显的肝功能失代偿，如血清白蛋白 <35g/L，胆红素 >35μmol/L，ALT 和 AST 有不同程度的升高，PTA<60%，或有感染征象，表明肝硬化程度较重，医学上称之为"失代偿期肝硬化"。

通过 B 超或 CT 等看肝脏形态判断硬化程度

如果影像学检查提示肝脏缩小，肝表面明显凹凸不平，锯齿状或波浪状，肝边缘变钝，肝实质回声不均、增强，呈结节状，门静脉和脾门静脉内径增宽，肝静脉变细、扭曲、粗细不均，腹腔内可见液性暗区，提示肝硬化严重。近些年肝脏弹性测定越来越多地用于评估患者病情。肝脏弹性检查一般是通过超声技术（一种震动波方式）来对人体的肝脏组织进行低频超声的，最常见的就是 Fibroscan。其报告中的 LSM 就是肝脏硬度的数值，其与肝硬化严重程度呈正相关，肝硬化越重数值越大。报告中的 CAP 数值可以辅助判断肝脏脂肪变情况。

四、肝硬化的治疗

饮食治疗

根据肝病程度给予个体化的饮食调理，具体见第三篇第三章。

病因治疗

根据肝硬化的特殊病因给予治疗。如对于病毒性肝炎导致的肝硬化患者，需积极抗病毒治疗；对于自身免疫性肝病所致肝硬化患者，根据疾病分类使用熊去氧胆酸或激素及免疫抑制剂等治疗；对于酒精性肝病及药物性肝病导致的肝硬化患者，应终止饮酒及停止使用肝损害药物；对于血吸虫病患者，应在疾病早期进行彻底的杀虫治疗。

一般药物治疗

根据病情的需要补充相应营养素（如多种维生素及硒等），适当口服保肝及抗纤维化药物。早期肝硬化患者，切忌长期盲目用药，因为过多用药反而会增加肝脏对药物代谢的负荷，同时已知或未知的药物副作用亦可加重对肝脏的损害。

并发症的治疗

一般情况下，出现并发症的患者应到专科进行诊治，轻症患者在医生指导下门诊服药治疗，但必须密切监测和复查，重症患者需住院治疗。要特别注意以下并发症的发生。

1. 食管 – 胃底静脉曲张破裂出血

肝硬化患者应定期行胃镜检查评估食管 – 胃底静脉曲张程度，有出血风险时应进行预防出血治疗，如口服普萘洛尔及内镜下硬化套扎治疗等，并进行饮食调整。发生出血时需禁食水，减少活动，立即就医，给予降低门静脉高压（静脉使用生长抑素、奥曲肽或垂体后叶素）、止血、抑酸等对症处理，必要时置入三腔二囊管压迫止血，急诊行内镜下硬化剂、套扎等治疗，行胃冠状静脉栓塞，行 TIPS 等。

2. 自发性腹膜炎

选用主要针对革兰阴性杆菌并兼顾革兰阳性球菌的抗菌药物进行治疗。

根据药敏结果和患者对治疗的反应调整抗菌药物。口服利福昔明可预防自发性腹膜炎反复发生。

3. 肝性脑病

对于肝性脑病患者，需限制蛋白质饮食，消除诱因，纠正氨中毒。口服乳果糖可纠正氨中毒。乳果糖可酸化肠道、保持大便通畅、改变肠道 pH，使肠道产氨量及吸收氨量减少，并能减少内毒素血症及其他毒性物质吸收。门冬氨酸鸟氨酸及支链氨基酸治疗可拮抗相关毒素。对于重症患者，需积极防止脑水肿。对于各种顽固、严重的肝性脑病及终末期肝病患者，可考虑肝移植。

4. 肝肾综合征

肝硬化腹水患者，发生感染、过度利尿、大量放腹水、消化道出血、胆汁淤积性黄疸等都可能诱发肝肾综合征。一旦确诊肝肾综合征，应尽早治疗，以防止肾功能进一步恶化。患者需卧床休息，避免摄入过多液体，使用能改善循环增加肾血流量的药物，如特利加压素、米多君和去甲肾上腺素、奥曲肽等，并且可联合大剂量白蛋白使用。TIPS 适用于肝硬化伴有顽固性腹水并发肝肾综合征者。肾脏替代治疗不能改善预后，多在并发高钾血症、代谢性酸中毒、容量超负荷抢救时使用。肝移植术是目前公认的效果最好的治疗方法。

5. 原发性肝癌

根据病情程度，目前可应用外科手术、介入微创手术（肝动脉导管化疗栓塞 +CT 导引局部消融）、局部放疗（如 γ 刀）等治疗手段个体化治疗肝癌。此外，治疗肝癌也可采用靶向药物治疗、基因治疗、生物治疗等方法。

（姚勤伟）

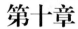

第十章

肝　癌

原发性肝癌是目前我国第四位的常见恶性肿瘤及第三位的肿瘤致死病因，严重威胁我国人民的生命和健康。原发性肝癌主要包括肝细胞癌（hepatocellular carcinoma，HCC）、肝内胆管细胞癌（intrahepatic cholangiocarcinoma，ICC）和肝细胞癌–肝内胆管细胞癌（HCC-ICC）混合型3种不同病理类型，其中肝细胞癌占85% ~ 90%。

一、哪些原因可以引起肝癌

病毒性肝炎

我国慢性病毒性肝炎是原发性肝癌诸多致病因素中最主要的病因。原发性肝癌患者中约有1/3的患者有慢性肝炎史。特别是HBV、HCV与肝癌高发相关。

肝硬化

在我国，原发性肝癌主要在病毒性肝炎后肝硬化的基础上发生；在欧美国家，肝癌常在酒精性肝硬化的基础上发生。自身免疫性肝病、药物性肝炎、非酒精性肝病所致的肝硬化等也会发展成肝癌。

黄曲霉毒素

医学专家经调查发现粮食受到黄曲霉素污染严重的地区，人群肝癌发生率高。黄曲霉素的代谢产物黄曲霉素 B_1 具有强烈的致癌作用，可以通过人体内原癌基因的表达引发肝癌。

饮用水污染

在我国江苏启东地区，很多居民把池塘水作为日常生活饮用水。这些居民肝癌的发生率明显高于饮用净水的居民。科学家们调查后发现，池塘中生长的蓝绿藻产生的藻毒素可能是导致肝癌的元凶。

遗传因素

不同种族人群肝癌的发生率不同。同一种族中，肝癌的发生也有着家族聚集现象。与肝癌相关的基因众多，如 *p53* 基因（广谱抑癌基因）、*CYP1A1* 基因（细胞色素 *P450 1A1* 基因）、*NQO1* 基因［*NAD（P）H*：醌氧化还原酶基因］、*EPHX1* 基因（环氧化物水解酶基因）、*ALDH2* 基因（乙醛脱氢酶2基因）等发生突变与肝癌发生密切相关。

其他

一些化学物质如亚硝胺类、偶氮芥类、有机氯农药、酒精等，以及某些人体寄生虫如华支睾吸虫等，也都是导致肝癌的原因之一。非酒精性脂肪肝虽然癌变概率低，但亦可导致肝癌。

二、如何早期发现肝癌

既然肝癌对人类有如此不良的影响，那么，人们能否早期发现肝癌，又如何早期发现肝癌呢？

鉴于肝癌是一种多基因遗传性疾病，它的发生是遗传因素和环境因素综合作用的结果。我国肝癌以肝炎性肝癌为主，有1/3的肝癌患者有慢性肝炎病史，且以乙型肝炎病史为主，其次为丙型肝炎病史。因此，对于有乙型肝炎、丙型肝炎病史，有肝癌家族史的患者，均应进行定期随访，警惕肝癌发生。长期服用抗病毒药能够一定程度上减缓甚至改善肝硬化，并降低发生肝癌的风险，是预防肝癌发生的有效手段，但不能说服用抗病毒药就不会患肝癌。同样丙型肝炎治愈后也有发生肝癌的可能。性别、年龄亦是影响肝癌发生的重要因素。肝癌发病人群中，男性高于女性，且随着年龄的增长，由于自身代谢、细胞的老化及各种外界因素的影响，细胞发生突变的可能性也增大。尤其是存在肝炎病毒感染史（5年以上），家族中有肝癌患者的40岁以上人群，为肝癌高危人群。原发性肝癌起病隐匿，早期缺乏典型症状。临床症状明显者，病情大多已经进入中、晚期。如果没有定期的专科体检很容易漏诊或误诊。肝癌患者常有肝区持续性胀痛或钝痛，主要是肝癌细胞浸润或侵犯邻近血管、神经、淋巴管、软组织、内脏和骨组织，对其进行压迫或刺激而产生的疼痛；其次是肝癌肿瘤本身所产生的一些化学致痛物质、坏死组织分解产物、肿瘤的代谢产物等刺激痛觉感受器产生的疼痛。黄疸一般出现在肝癌晚期，是肝细胞受损或者肝癌、肿大淋巴结压迫胆道所致。肝癌患者随着疾病进展可能出现全身逐渐消瘦、食欲不振、低热、营养不良等。肝癌组织影响人体内分泌、代谢时，患者可出现自发性低血糖、红细胞增多症、高钙血症等表现。

如果在生活中发现自己有上文提及的不舒服，请一定及时到医院就诊。对于患有慢性肝炎、肝硬化等疾病者，应至少每 6 个月复查腹部 B 超及甲胎蛋白，必要时行增强核磁或 CT 检查，对不能确诊的结节行肝穿刺活检，争取在早期发现肝癌，获得更好的治疗和更佳的效果。

三、得了肝癌怎么办

被确诊患有肝癌的确是一件令所有人都痛心的事，但此时也不必过于悲伤。建议早日到医院就诊，进行规范治疗。肝癌的预后与很多因素有关，特别是 TNM 分期、具体的病理类型以及肝脏的基础状况等。早发现、选择合理治疗方案，对于肝癌患者来说至关重要。如果肝癌在 5cm 以内，那么 5 年生存率基本上可达到 80%，10 年生存率可达到 50%。相信在科技水平迅猛发展的今天，医生们会根据病情，制订详细而有针对性的治疗计划，肝癌患者的生存率还会不断提高。

肝癌的治疗方法有以下几种。

（1）手术治疗。手术治疗仍是目前根治原发性肝癌的最好手段，主要包括肝切除术和肝移植术。凡有手术指征者均应积极争取手术切除。由于手术切除仍有很高的复发率，因此，手术后宜加强综合治疗与随访。

（2）局部治疗。尽管外科手术是肝癌的首选治疗方法，但因肝癌患者大多合并有肝硬化，或者在确诊时大部分患者已达中、晚期，能获得手术切除机会的患者只有 20% ~ 30%。近年来广泛应用的局部介入治疗，具有创伤小、疗效确切的特点，使一些不耐受手术的肝癌患者亦可获得根治的机会。局部介入治疗包括肝动脉导管化疗栓塞治疗（TACE）、射频消融治疗（RFA）、无水酒精注射疗法（PEI）、物理疗法等。

（3）放射治疗。放射治疗（简称放疗）分为外放疗和内放疗。外放疗是利用放疗设备产生的射线（光子或粒子）从体外对肿瘤进行照射。内放疗是将放射性核素，经机体管道或通过针道植入肿瘤内。目前趋向于用放射治疗联合化疗，如同时结合中药或其他支持治疗，效果更好。

（4）其他疗法。分子靶向药物治疗：乐伐替尼、索拉非尼是目前获得批准的治疗晚期肝癌的分子靶向药物。此外，分子靶向药物还包括成纤维细胞生长因子受体（$FGFR$，包括 $FGFR1$、$FGFR2$、$FGFR3$、$FGFR4$）血小板源性生长因子受体 $-\alpha$（$PDGFR-\alpha$）等多靶点抑制剂，以及还在研究中的程序性死亡受体 -1（$PD-1$）等。肝癌的治疗方法还有全身化疗、生物和免疫治疗、综合治疗。

（董金玲）

第十一章

肝源性糖尿病

一、认识肝源性糖尿病

肝脏在葡萄糖的新陈代谢中发挥重要作用，可维持机体血糖的平衡。当肝功能受损时，就会影响葡萄糖和相关激素的正常代谢，出现胰岛素抵抗和胰岛 β 细胞灵敏度降低，进而出现糖耐量减低（impaired glucose tolerance，IGT）或糖尿病（diabetes mellitus，DM），这种继发于慢性肝实质损害的糖尿病，统称为肝源性糖尿病（hepatogenic diabetes，HD）。慢性肝实质损害包括各种病因所致的慢性肝炎、肝硬化和肝衰竭等，尤以肝硬化患者肝源性糖尿病的发病率最高。研究表明，80% 以上的肝硬化患者合并糖耐量减低，其中40% ~ 50% 的患者最终进展为糖尿病。

二、肝源性糖尿病的特点

什么样的肝病患者易患肝源性糖尿病

由各种病因（药物、酒精、病毒、自身免疫性等）所致的慢性肝病患者均存在不同程度的继发肝源性糖尿病的风险。

年龄方面，以男性中老年患者多见，且发病率随着年龄增长有增高趋势，这可能与我国慢性肝病患者多为男性有关。

病因方面，HCV 感染作为一种诱发因素，可影响机体代谢，引发胰岛素抵抗，促进脂肪变性，导致肝纤维化发生，并可经过病毒基因整合加速癌变，因此，无论在慢性肝炎、肝硬化还是原发性肝癌阶段，均较 HBV 感染更易并发糖代谢异常。非酒精性脂肪性肝病与内脏肥胖、高甘油三酯血症和胰岛素抵抗有关，更易伴发肝源性糖尿病。

疾病发展阶段方面，肝硬化作为肝病的终末阶段，当肝功能失代偿时，机体能量和物质代谢紊乱，尤其以糖代谢紊乱最为突出，更易出现糖耐量减低，甚至伴发肝源性糖尿病。

什么样的感觉和症状会提示肝源性糖尿病

肝源性糖尿病早期临床表现多隐匿，缺少典型的"三多一少"（多饮、多食、多尿和体重减轻）表现，临床表现往往被乏力、腹胀、黄疸及腹水等肝病症状所掩盖，较少发生酮症酸中毒等急性并发症，即使终末期也罕见非常严重的神经及血管并发症。通常血糖水平与肝损伤严重程度相一致。因此，对于慢性肝病患者，尤其是肝硬化患者，应常规监测血糖水平。特别是空腹血糖不高，但餐后血糖明显升高的肝病患者，需警惕是否合并糖耐量异常或进展至肝源性糖尿病，及时到医院确诊。

肝病患者出现血糖升高就一定是患有肝源性糖尿病吗

肝病患者出现血糖升高就一定是患有肝源性糖尿病，这个说法是完全错误的。

血糖水平的高低受很多因素影响，如饮食量及食物种类、活动量大小、睡眠和情绪等，因此，单次血糖难以准确反映机体葡萄糖代谢的真实状态，应在相同状态下，进行多点监测，以全面了解血糖水平。此外，血糖水平还会受某些疾病或药物的影响，因此，还应排除原发性糖尿病和垂体、肾上腺、甲状腺疾病等所引起的继发性糖尿病以及妊娠、应激和药物等因素所致糖代谢紊乱。

糖代谢紊乱除糖尿病外，还包括空腹血糖受损、糖耐量减低，肝病患者只有在空腹血糖≥7.0mmol/L 和（或）餐后 2 小时血糖≥11.1mmol/L 时才能被确诊患有肝源性糖尿病。

为什么肝病患者容易出现糖代谢异常

1. 胰岛素抵抗

肝受损直接导致胰岛素灭活减少，加之门－腔静脉分流，部分胰岛素绕过肝脏直接进入体循环，造成高胰岛素血症；外周组织胰岛素受体数目减少、敏感性降低，造成胰岛素抵抗；同时胰高血糖素、生长激素及糖皮质激素等胰岛素拮抗物质在肝脏灭活能力的下降会加重胰岛素抵抗。胰岛素抵抗出现后，可通过胰岛 β 细胞的作用，造成胰岛素分泌相对或绝对缺乏，进而导致糖耐量减低或最终导致糖尿病。研究发现，高达 82.5% 的肝硬化患者存在胰岛素抵抗。

2. 酶活性降低

肝脏受损可导致参与糖代谢的多种酶活性降低，影响糖原合成、葡萄糖的利用和转化，使机体调节血糖功能减退。

3. 肝炎病毒感染

肝炎病毒可直接侵犯胰腺组织并复制，造成胰腺损害，使胰岛素分泌减少；同时病毒免疫复合物诱发自身免疫反应，造成胰岛功能障碍。

4. 环境因素

长期大量饮酒可引起胰岛素分泌、代谢异常，致血糖升高；缺钾、缺锌也可使胰岛 β 细胞发生变性，从而导致糖耐量减低。

5. 药物因素

文献报道，IFN 在治疗乙型肝炎、丙型肝炎时可导致血糖代谢异常。肝病患者治疗时，噻嗪类利尿剂、糖皮质激素等药物的使用均可促进糖尿病的发生。

6. 营养因素

肝硬化、肝衰竭患者多合并蛋白质-能量营养不良，使胰岛 β 细胞变性，长期高血糖饮食或静脉输入大量葡萄糖，可过度刺激胰岛 β 细胞使之衰竭，导致高血糖。

何为糖耐量减低

糖耐量减低曾被称为无症状糖尿病、隐性糖尿病或糖尿病前期。糖耐量减低是介于正常与糖尿病之间的中间状态，提示葡萄糖调节已经受损，所有 2 型糖尿病患者几乎都要经过糖耐量减低这个阶段。诊断标准：11.1mmol/L > 餐后 2 小时血糖 ≥ 7.8mmol/L。

糖耐量减低就是肝源性糖尿病吗

肝病患者合并糖耐量减低并不一定就是患有肝源性糖尿病。糖耐量减低是糖尿病的前期，距离糖尿病只有一步之遥，若及时采取合理的干预措施，能够有效地避免进展至糖尿病。

哪些因素会影响肝病患者的糖代谢

除肝脏疾病本身导致的胰岛素、胰高血糖素以及糖代谢酶代谢障碍外，长期酒精摄入、治疗药物（肾上腺皮质激素、IFN、利尿剂等）的使用、缺钾、缺锌等都会通过各种机制影响肝病患者的糖代谢。

血糖升高会对肝脏有什么害处

血糖升高可增加正常肝脏或伴随脂肪变、炎症等肝组织的炎症转录因子活性，增加炎性介质释放，加重肝脏炎症反应，加重肝脏微循环障碍，加速肝硬化进展，并增加肝癌发生的风险。

血糖升高可以降低巨噬细胞的吞噬能力，加重炎症反应及炎症过度反应，造成机体细菌繁殖，增加各种感染（败血症、自发性腹膜炎）的发生率，因此，糖尿病成为肝硬化患者生存率降低的独立危险因素。

血糖高会对人体有什么害处

糖尿病是人类健康的一大杀手。从空腹血糖异常到糖尿病，是一个漫长的过程，如不及时采取合理有效的干预或治疗措施，慢性高血糖可引起人体多系统的急、慢性损害。除肝脏外，眼、肾、心血管及神经系统的功能障碍和（或）衰竭也与高血糖有关。

（1）心、脑血管病变。慢性高血糖可造成冠状动脉、主动脉、脑动脉等动脉粥样硬化，进而引发心绞痛、心肌梗死、脑梗死等，甚至导致昏迷、猝死，是最严重的并发症。

（2）血管系统病变。全身动脉、静脉、毛细血管、中小血管均可受累。可并发多脏器的微血管病变，如视网膜病变、糖尿病肾病、糖尿病足等，严重影响生活质量。

（3）神经系统病变。全身神经均可累及，以周围神经病变为最常见，可见四肢麻木、感觉丧失等症状。

（4）骨质疏松、骨折等。

哪些肝病患者应该筛查糖尿病

所有慢性肝病患者均应如同检查肝功能一样，常规筛查血糖，尤其是丙型肝炎患者、肝硬化患者、肝重度损伤以及存在糖尿病家族史的患者，更要定期规律检查血糖。如发现血糖异常，应及时到专科进行糖尿病筛查，做到早诊断、早治疗。

三、肝源性糖尿病的诊断标准

（1）肝病史在糖尿病发生之前或同时。

（2）既往无明确糖尿病及相关家族史；糖尿病症状轻或无；无糖尿病常见并发症。

（3）存在明确的肝功能受损的临床表现、生化及影像学证据。

（4）符合 WHO 糖尿病诊断标准（表 2-11-1）。

（5）胰岛素释放试验显示：空腹血浆胰岛素水平偏高，餐后胰岛素反应不良或反应延迟。血清 C 肽释放试验一般正常或下降，C 肽与胰岛素比值下降。

（6）血糖、尿糖和糖耐量的变化趋势与肝功能的变化趋势一致。

（7）除外原发性糖尿病及垂体、肾上腺、胰腺、甲状腺疾病等所致的继发性糖尿病。

（8）排除药物（如利尿剂、糖皮质激素、降压药等）所致的糖代谢紊乱。

表 2-11-1　糖尿病和其他糖代谢异常的诊断界值

		血糖浓度（mmol/L）		
		静脉全血	毛细血管全血	静脉血浆
糖尿病	空腹血糖	≥6.1	≥6.1	≥7.0
	餐后 2 小时血糖	≥10.0	≥11.1	≥11.1
糖耐量减低	空腹血糖	<6.1	<6.1	<7.0
	餐后 2 小时血糖	6.7 ≤~ < 10.0	7.8 ≤~ < 11.1	7.8 ≤~ < 11.1
空腹血糖异常	空腹血糖	5.6 ≤~ < 6.1	5.6 ≤~ < 6.1	6.1 ≤~ < 7.0
	餐后 2 小时血糖	<6.7	<7.8	<7.8

四、肝源性糖尿病的治疗

肝源性糖尿病的治疗应兼顾肝病及糖尿病两方面，以肝病治疗为基础，改善肝细胞功能，同时采取个体化综合治疗措施，恢复并稳定血糖水平，防治并发症，降低病死率。

生活方式干预

通过饮食控制、运动干预改善肝功能，通常可以有效地改善血糖水平，从而避免或减少降糖药物的使用。

饮食控制要适当。由于肝硬化患者多合并蛋白质 – 能量营养不良，所以不可为了控制血糖水平，过度限制饮食，进而加重营养不良，应以满足机体基本热量和营养需要为原则，控制总热量摄入，调整碳水化合物、纤维素、脂肪及蛋白质的摄入。

运动干预要适当。体力活动可改善机体对胰岛素的敏感性，降低血糖。但因重症肝病患者尤其是肝硬化患者体力较差，充分的休息有助于肝功能恢复，因此，此类人群可根据自身条件进行适量运动（运动强度以自身不感到乏力，稍事休息即可恢复为标准）。

积极治疗肝病

积极修复肝细胞，改善肝功能，恢复肝细胞膜胰岛素受体的数量以及受体结合的能力，降低胰岛素抵抗，有助于稳定血糖水平。在改善肝功能的基础上，针对影响因素采取相应治疗方法，如针对酒精性肝病患者，强调严格戒酒；针对 HBV 或 HCV 感染患者，予以积极抗病毒治疗，有效抑制病毒复制，减轻肝脏炎症坏死，促进肝功能恢复。

降糖药物的选择

降糖药物包括口服降糖药物和胰岛素两大类，由于部分口服降糖药在肝脏代谢并存在肝毒性，基础肝疾病可能会增加药物性肝损伤的严重程度，因此，肝源性糖尿病患者应首选胰岛素治疗，谨慎选择口服药物，且在服药过程中需密切监测药物不良反应。

（1）胰岛素。具有有效降低血糖，改善胰岛素抵抗和利于肝细胞修复、肝功能恢复，改善预后的双重保护作用。对于血糖控制不佳的患者，应及早应用人胰岛素控制血糖。对于肝源性糖尿病患者，宜选用短效或速效胰岛素，依据血糖水平调整剂量，以有效、持续、平稳地控制血糖。

（2）双胍类。可改善胰岛素敏感性，抑制肠道葡萄糖的吸收，减少胰岛素抵抗。单用多不会导致低血糖发生。但因此类药物在肝脏代谢，并存在乳酸性酸中毒的风险，所以重度肝损伤及酗酒者不宜服用。

（3）噻唑烷二酮类。为胰岛素增敏剂，可改善胰岛素抵抗，增加胰岛素敏感性，同时可降低空腹及餐后血糖，但会导致肝功能异常，故肝病患者禁用。

（4）α-葡萄糖苷酶抑制剂。可通过延缓碳水化合物在肠道的吸收，降低餐后血糖，适用于肝硬化代偿期。应用时应注意腹胀等不良反应的发生。

（5）二肽基肽酶-4（DPP-4）抑制剂。可以刺激胰岛素分泌，并抑制胰高血糖素的分泌，从而起到降糖作用。很少在肝脏代谢，故在代谢过程中对肝脏损伤较小。

（6）磺脲类和格列奈类。这两类均可促进胰岛素释放，但不能降低胰岛素抵抗，故不适用于肝源性糖尿病。

血糖控制监测

肝源性糖尿病患者的血糖控制程度目前尚无统一标准。因严重肝病时极易发生低血糖，所以对于肝源性糖尿病，主张血糖水平应稍高于原发性 2 型糖尿病，并应通过监测糖化血红蛋白评价血糖控制情况。

具体标准可参考：餐前血糖控制在 6.0 ~ 9.0mmol/L，餐后 2 小时血糖控制在 9.0 ~ 12.0mmol/L，糖化血红蛋白控制在 7.0% ~ 9.0%。

重症肝病患者，尤其是肝硬化、肝衰竭患者，由于消化道不良反应重，进食量少且不规律，在降糖治疗过程中极易发生低血糖，尤以空腹低血糖最为常见。研究显示低血糖对机体的危害明显高于高血糖，具体表现为低血糖可以刺激心血管系统，促发心律失常、心肌梗死、脑卒中等，严重者可导致昏迷死亡；长期反复严重的低血糖可导致中枢神经系统不可逆的损害，引起性格改变、精神失常、痴呆等，而且低血糖不利于肝功能的恢复。实验证实，睡前加餐，能够为重症肝病患者提供夜间所需要的热量，减少其体内蛋白和脂肪的分解，改善其营养不良状况。我们推荐肝病糖尿病患者在每日总量控制的前提下，睡前加餐 50g 左右低血糖指数的食物，例如苏打饼干或木糖醇糕点。

（王金环）

第十二章

肝 移 植

一、肝移植前景

自 1963 年，现代肝移植之父美国医生 Starzl 施行世界上第 1 例人体原位肝移植以来，经过 50 余年的蓬勃发展，肝移植已在全世界步入成熟时期。迄今全世界已累积实施肝移植手术超过 10 万余例，且每年以 8000 ~ 10000 例次的数量增长。目前肝移植术后 1 年存活率 >90%，5 年存活率 70% ~ 85%，也就是说大部分患者均能长期健康存活，存活时间最长的一名患者移植术后存活近 40 年，并育有 1 子。

二、哪些患者需要肝移植

受者手术适应证的合理选择、病情的正确估计和积极全面的术前准备是肝移植获得成功的首要环节。肝移植的适应证为：①各种类型的终末期肝硬化；②各种原因所致的中晚期肝衰竭；③未发生肝外转移的原发性肝脏恶性肿瘤；④难以切除的肝脏良性肿瘤；⑤常规方法难以治愈的先天性肝胆系疾病及代谢障碍疾病等。

三、肝移植有哪些并发症

常见的肝移植术后并发症有胆道并发症、腹腔内出血与血管并发症、排斥反应、感染、供肝失活等。

肝移植术后的胆道并发症

胆道并发症是肝移植术后常见的并发症之一，发生率为 9% ~ 30%，包括胆瘘、胆管狭窄（吻合口、非吻合口）、胆管树胆泥形成和胆道感染。其发生与移植物和供体的类型以及胆管吻合的手术方式有关，是造成肝移植失败及影响存活率的重要原因。

1. 胆瘘

绝大多数胆瘘见于胆总管端端吻合口，主要由吻合有张力或缝合技术不完善所致，常引起 T 形管一臂滑脱，其旁有大量胆汁漏出。患者出现右上腹剧烈疼痛、有压痛。此时需急诊处理，予以补针或改行胆管空肠鲁氏 Y 形吻合术。

胆瘘也可以发生于拔除 T 形管时（术后 2 ~ 3 周），系由于放置的 T 形管属塑料制品局部不形成粘连所致，T 形管拔出后，胆汁可漏至腹腔，引起急性胆汁性腹膜炎。

胆瘘还可由胆管内供血不足引起的胆管坏死所致。如供肝的修整或患者病肝第一肝门处的分离过多，切断或损伤胆总管的供血动脉均可引起胆瘘。

若肝移植术后出现胆瘘，应及时根据具体病情采取手术或介入方法进行修补或引流处理。

2. 胆管狭窄

胆管狭窄可以发生在吻合口或非吻合口，前者系手术技术失误，缝合过密所致，后者则由于胆管供血不足、灌注损伤或供肝保存时间过久引起胆管壁损伤所致。此外，ABO 血型不相符的肝移植所致的血管性排斥也可引起胆管狭窄。胆管狭窄往往继发胆管炎症和胆泥形成。胆管狭窄多发生于移植后 1 ~ 4 个月。患者可出现梗阻性黄疸和寒战、发热，以及 γ-GT 上升。

吻合口狭窄可用以下 3 种方法处理。对狭窄轻微或移植物失功不明显者可尝试用熊去氧胆酸等内科治疗；但大多数病例需要侵入性的手段治疗。对大多数患者，至少在初期，介入放射操作如球囊扩张和安置可弃性支架是成功的。假如内镜或经皮经肝穿刺操作失败，应进行外科干预或重做肝胆管－空肠吻合。肝功能差或肝动脉完全阻塞者则应考虑再移植。

非吻合口狭窄的处理，取决于部位、严重性、数目以及肝功能。可供选择的方案包括观察、经内镜或经皮扩张、安置内支架和再次肝移植。无症状节段性狭窄仅伴碱性磷酸酶或 γ-GT 升高可以观察而不必立即干预。

3. 胆管树胆泥形成

肝移植术后胆管内的胆泥形成可遍及整个肝内胆管，再次置换下来的肝脏可见植入肝内大小胆管组织均被脆弱易碎、不易成形的墨绿色胆泥所充盈、淤塞，以致整个胆管树为胆栓所铸成。发生这种情况，有几种可能的解释：一是长期不完全性胆管梗阻所致；二是急性排斥或保存期内的热、冷缺血损害，易伴发感染，使胆管黏膜坏死脱落所致；三是肝动脉吻合不良、供血不足导致胆道并发症的发生。

对于胆道并发症，早期诊断和正确处理是保证移植物和患者存活的关键。较 CT 更为准确的评估方法有通过 T 管胆管造影（在移植后 3 个月内早期 T 管还留置时期），或侵袭性方法如 ERCP 和经皮经肝胆管造影（PTC），后两者还有治疗作用。然而 ERCP 和 PTC 本身分别具有 3.4% 和 1% ~ 7% 的并发症的发生率，并且胆肠吻合的患者较难或不能进行 ERCP。

此外，MRCP 可使所有观察个体的肝外胆管和胆道吻合口可视化（胆总管对口吻合术），可用于识别胆管并发症。MRCP 对发现吻合口狭窄和结石高度有效，可减少诊断性 ERCP 的使用，有利于在选择恰当的治疗方法之前对胆管受累程度进行仔细的评价。MRCP 还可用于发现非吻合口狭窄，狭窄往往累及胆管分支处，这似乎是移植后缺血性胆管改变的主要部位。早期发现狭窄有利于外科切除狭窄分支处和通过高位肝空肠吻合进行重建。

肝移植术后的腹腔内出血与血管并发症

血管并发症见于约 9% 的肝移植患者，其中以动、静脉狭窄和血栓形成最为常见，早期诊断有助于在发生严重肝衰竭和坏死之前采用紧急外科移植物再血管化或经皮血管成形术进行治疗。肝动脉假血管瘤是肝移植的少见并发症，但可引起胆管出血、腹腔内出血。

肝移植术后的排斥反应

肝移植后的急性排斥反应常见于术后 3 个月内，但也可以早在术后 6 ~ 10 天发生。早期表现为发热，突然身体不适、精神萎靡，肝区和上腹有胀痛，肝区触诊有压痛、肝质硬；超声示肝体积迅速增大。继而迅速出现黄疸，胆汁量锐减、色淡、稀薄；血胆红素、血清碱性磷酸酶和 γ-GT 升高，白细胞介素-2 受体、β_2-微球蛋白也升高。但这些指标和症状都不具有特异性，若要确诊就须做细针穿刺活检。有了病理诊断后，可更准确地选择抗排异药物。

肝移植术后的感染

感染是肝移植术后较常见的并发症和死亡原因。细菌感染主要是近期感染，发生在 2 周内，其中肺部感染率最高，其次是腹腔和胆道感染。术后早期血行感染与深静脉导管留置时间较长有关，常伴有突发的寒战、高热。有症状的尿路感染相对较少。腹腔感染的相关因素包括术前存在腹水、低蛋白血症、手术时间长、术后腹腔积液引流不通畅。此外，腹腔感染还与胆道问题有关，如胆痿可引起腹膜炎，胆管狭窄可造成胆管炎。肠道菌群异位和留置 T 管都可以增加感染的危险。感染的细菌以肠球菌较多，其次是耐药的阴性杆菌。肺部感染与气管插管、呼吸机使用以及胸腔积液、肺水增加、肺不张、痰液黏稠等因素有关，致病菌主要是阴性杆菌、金黄色葡萄球菌。需要特别强调的是术前隐匿性的肺部感染可以导致术后进展性致死性感染，所以一定要重视。肺部感染还与患者的误吸、排痰不畅有关，因此，提倡使用纤维支气管镜帮助吸痰。使用呼吸机时间长、便于吸痰均是气管切开的适应证。菌血症发生率为 20% ~ 25%，主要表现为高热、寒战和白细胞增高，以前以腹腔感染为主，现在由导管所致者占比越来越高。导致菌血症的常见细菌大部分是革兰阳性球菌，革兰阴性菌占 1/3 ~ 1/2。

肝移植术后的供肝失活

供肝失活比较少见。供肝失活表现为移植术后患者渗血不止昏迷、神志不清，出现急性肝衰竭症状。经积极的内科综合治疗与人工肝治疗无效者，需再次行肝移植治疗。

四、术后并发症的观察

每个经历了大手术的患者在术后都有可能出现术后并发症。肝移植术后的患者在开始几周内也有可能出现某种并发症，但是不必紧张，医生会尽力降低其发生率。如果发生，应及时治疗。

排斥反应

肝移植后的第 4 ~ 8 周，多数患者可能会出现 1 ~ 2 次轻或中度排斥反应。排斥反应开始可能没有明显的体征，但可能有细微的改变，如无法解释的低热和虚弱等。出现以下几种排斥反应的症状和体征时应警惕：疲劳、轻微的腹部疼痛、深黄色或橙色尿、陶土色大便等。如果怀疑出现排斥反应，应立即就医。通常肝活检可以证实诊断。如果排斥反应属中度或重度，则需要给予短期大剂量激素。

感染

肝移植术后由于服用免疫抑制药物，减弱了机体抗感染的能力，在术后的初期，很容易发生感染。下述一些简单的方法可以减少感染：①充分休息；②保持健康平衡的饮食；③坚持锻炼；④在流感季节避免去人群密集的公共场所；⑤饭前、便后洗手；⑥戒烟。

有时感染难以避免，如果有以下情况，必须进行相应处理：①体温超过38℃持续1天，特别是伴有寒战等不适；②腹泻、恶心、呕吐或无法解释的头痛；③疲劳、没食欲；④气短、排尿不畅、腹痛；⑤皮肤或眼睛颜色有改变，出现皮疹；⑥吞咽时伴有疼痛。

肾功能异常

环孢素和他克莫司可使部分患者出现肾功能异常。肾功能损害很容易通过血尿素氮（BUN）和肌酐（Cr）检查发现。环孢素和他克莫司的肾毒性可使 BUN 和 Cr 升高。在多数情况下这些副作用与剂量有关，并且随着剂量的减低，肾功能可能恢复。

糖尿病

某些免疫抑制药物可引起糖尿病，因此，在平时的随诊复查中应注意监测血糖的变化。如果发现有某些异常，如烦渴、多尿、视物模糊等，应明确有无糖尿病；如发生，应通过口服降糖药或胰岛素治疗。

高血压

肝移植术后服用的某些抗排斥药物的副作用可以使血压升高。调整好生活方式有利于降低血压。应尽量低盐饮食，戒烟，适当锻炼，避免各种精神重负和紧张状态。如果血压持续较高，可以在医生指导下口服降压药物治疗。

神经系统并发症

有些患者可能会容易神经过敏，情绪波动。有些患者会出现回忆或注意力集中困难，还有可能有手颤或手足感觉异常。这些都与环孢素或他克莫司的副作用有关，大多会在手术后很快出现，而且通常会随着剂量的减少而减轻。

五、肝移植术后生活指导

肝移植术后，当最易出现问题的前3个月过去后，多数患者依然能正常工作、在社会中扮演正常人的角色。但在头几个月，不少患者会伴随焦虑和压力，这就需要家人帮助他们进行调整。为了避免急性排斥反应、肝病复发，以及相关并发症，肝移植术后患者每天必须严格按照医嘱服药。在术后1～3个月，千万不要随意减药、停药、换药，以致正常的移植肝功能出现异常，甚至丧失功能。现从几个方面讲述肝移植术后患者生活中需注意的问题。

生活起居

1. 饮食与营养

康复过程中的饮食很重要，健康均衡的饮食会促进康复。饮食应注意：①以低脂、高蛋白、高维生素饮食为宜，避免任何形式的暴饮暴食；②不要在正餐之间加甜食，如果感到饥饿，可以吃些水果、蔬菜；③每天喝2L水，也可喝茶、牛奶、果汁等；④6个月内避免吃生鱼、生肉等，吃生的蔬菜及水果时一定要洗净、削皮后再吃；⑤适当限制食盐的摄入量，因为激素会使身体内钠潴留，引起水潴留和血压升高；⑥避免油腻饮食、油炸食品；⑦不要喝含酒精的饮料，因为酒精在肝内代谢，对肝脏有损害；⑧避免吸烟，包括被动吸烟。

2. 注意劳逸结合

生活要有规律，要保持良好的情绪，可以做一些轻的家务活，也可参加轻便的工作，但应注意避免过度疲劳，要做到张弛有度、劳逸结合。

3. 体育锻炼

体育锻炼对身体或精神的恢复具有积极的作用，在长期卧床后，坚持锻炼有助于恢复体力。锻炼计划应循序渐进。开始锻炼时，可以散步、打太极拳。术后3个月，可以开始慢跑等。6个月内不可参加剧烈体育运动。

性生活及生育

术后3～6个月，只要患者感觉好，而且确定伴侣没有感染（如普通感冒、流感等）时，可以有性生活。免疫抑制剂能影响口服避孕药的效果，因此，建议肝移植术后的女性不要服用药物避孕。宫内节育器（如宫内节育器）有感染的可能，不宜使用。避孕套是预防感染的最好措施，联合使用杀精剂可以确保避孕。很多男性患者在移植后做了父亲，不少女性患者在术后生育了健康的孩子。但是如果想生育，还应接受医生的指导。

预防接种

不应接受任何活疫苗或减活疫苗的预防接种，例如脊髓灰质炎糖丸，黄热病、结核菌素疫苗等。可以接种灭活疫苗，但在接受任何预防接种前应和医生取得联系。

医院复查

术后半年之内：①每半月复查一次血常规、肝功能、凝血六项、必要时检查肾功能、电解质、环孢素浓度（服药后2小时抽血）、他克莫司浓度（服药前抽血）；②每月复查一次胸部X线片、彩色B超；③每2个月复查一次乙型肝炎五项、HBV DNA定量、丙型肝炎抗体或HCV RNA、甲胎蛋白。特别是对于肝炎和肝癌接受肝移植的患者，定期复查尤为重要。

术后半年至1年：①每月复查一次血常规、肝功能、凝血六项，必要时检查肾功能、电解质、环孢素浓度、他克莫司浓度；②每2个月复查一次胸部X线片、彩色B超；③每3个月复查一次乙型肝炎五项、HBV DNA定量、丙型肝炎抗体和HCV RNA、甲胎蛋白。

术后1年以上：每3个月做一次全面复查。

总之，只要围绕自我保护、自我护理的原则，做好正确服用免疫抑制剂等药物、留心可能发生并发症的各种不良感觉、定期到院检查等，大多数患者都可以重新扬起生活的风帆。

（朱跃科）

第三篇

肝病营养保健

第一章

肝病患者为什么要加强营养

肝脏是物质代谢的中心器官。慢性肝病，尤其肝硬化、肝衰竭时，由于有效肝细胞总数的减少和代谢障碍，可引起能量代谢异常和营养物质的氧化障碍，而物质能量代谢异常是影响肝硬化患者预后的重要因素。在 HBV 相关的肝硬化患者中，每年有 4% ~ 9.5% 的患者将发展至失代偿性肝硬化。代偿性肝硬化患者 5 年和 10 年生存率分别为 84% 和 68%，而失代偿性肝硬化患者的 5 年生存率仅为 14%。80% ~ 100% 的肝硬化患者均存在不同程度的营养不良，而营养不良（营养缺乏、营养失衡）是肝硬化患者出现各种并发症的主要原因。

慢性肝炎和肝硬化患者在长期慢性疾病过程中已伴有不同程度的营养不良或营养代谢失衡，腹水、门静脉高压导致的胃肠道充血又将进一步导致患者膳食营养素摄入严重不足与消化吸收障碍，加重营养不良程度，从而直接影响患者的临床治疗效果和预后。已有的多项研究表明，给予肝硬化患者营养支持治疗后，患者血清白蛋白合成能力加强，并发肝性脑病的概率下降，体液和细胞免疫功能明显提高，尤其对肠内营养治疗的患者抗体水平的提高以及 CD_4^+ 或 CD_8^+T 淋巴细胞功能的强化上有明显作用。

我们前期研究发现，我国肝硬化患者静息能量消耗（REE）值大多低于预计值（Harris-Benedict 公式计算值），且蛋白质的氧化分解显著高于慢性肝炎患者；同时发现，病因不同，则患者代谢状况明显不同，酒精性肝硬化与乙型肝炎肝硬化患者虽均为低代谢状态，但酒精性肝硬化患者的脂肪分解氧化供能比乙型肝炎患者的更突出。随着肝硬化程度的加重，患者碳水化合物氧化率明显降低，蛋白质氧化率增加。

美国肠内肠外营养学会（ASPEN）及欧洲肠内肠外营养学会（ESPEN）指南，均推荐改变肝硬化患者饮食摄入模式，少量多餐，每日 4 ~ 6 餐，包括睡前加餐（late evening snack，LES），但未具体推荐睡前加餐的食用量、成分等。我们通过研究证实，睡前加餐富含碳水化合物的食物，可以使碳水化合物的供能比例提高，节约脂肪和蛋白质，进而使得三大营养素的氧化供能比例更合理。

随着临床营养学的发展，人们认识到，对患者的营养支持并非只单纯地提供营养，更为重要的是使细胞获得所需的营养底物以进行正常或近似正常的代谢，维持机体细胞、组织及器官的结构和功能。肝炎病毒、酒精、药物、化学物质以及遗传代谢等因素，对肝脏的长期作用皆可以引起慢性肝损伤疾病，最终导致肝硬化、肝衰竭甚至肝癌，严重危害人们的身体健康。目前营养代谢治疗作为慢性肝病患者综合治疗的一个重要组成部分，越来越受到重视，而在营养代谢治疗中，营养物质的选择至关重要。

慢性肝病患者的营养不良是一个相当复杂的问题。我们的资料表明，肝病患者的膳食营养素摄入严重不足，其中包括蛋白质、脂肪、碳水化合物、各种维生素、矿物质、微量元素等所有人体需要的营养素，所以肝病的治疗需要给予全面的营养素营养支持，以确保患者机体的内环境平衡，防止由于营养素供给不平衡导致营养不良而引发的免疫功能下降和病情恶化。因此，及时评价患者的营养状况，积极改善患者的营养摄入及其比例结构，可防止或纠正营养不良。

（于红卫）

肝病患者的膳食

一、膳食分类

膳食主要包括流食、半流食、软食、普食四大类（表3-2-1）。

普食是最常见的一种膳食模式，每日供应早、午、晚餐，每餐之间间隔4～6小时。适合咀嚼和吞咽功能正常、消化功能正常的人群，包括糖尿病、肾病患者和孕妇等。一些病情较轻、胃肠功能正常的慢性肝病患者也可以食用。

软食是一种质软、易咀嚼、易消化的膳食，常作为半流食至普食的过渡膳食，每日供应3～5餐。适合咀嚼功能、吞咽功能、消化功能轻度受限的患者，如小儿、老年人等。大多数肝病患者（同时合并重度食管-胃底静脉曲张者除外）宜食用此膳食。

半流食是较稀软、易咀嚼吞咽、易消化的膳食，为流食至软食的过渡膳食。适合咀嚼功能、吞咽功能、消化功能中度受限的患者，如肝病合并中大量腹水患者、肝病合并重度食管-胃底静脉曲张患者、急性或亚急性肝衰竭患者等。

流食为液体状食物或在口腔可融化为液体的食物。能量低，所含必需营养素不足，只能短期使用。适合咀嚼功能、吞咽功能、消化功能重度受限的患者，如腹泻、恶心、呕吐患者，反复多次食管-胃底静脉曲张破裂出血或伴有中重度胃肠功能障碍的肝病患者。

表3-2-1 膳食分类

	米面类	奶类	豆及豆制品	蛋类	肉类	蔬菜	水果	坚果类
流食	米汤、面汤、藕粉、稀米粥、米糊、玉米面粥	牛奶、酸奶	豆浆	蛋花汤	肉汤	菜汁	果汁	坚果粉剂：黑芝麻粉、核桃粉等
半流食	稠米粥、面片汤、龙须面、疙瘩汤	果粒酸奶	豆腐脑、酱豆腐	蛋羹	肉馅、肉末、肉丸子	碎菜	小块香蕉、橘子肉（去衣）、小块西红柿肉、小块西瓜等	
软食	馒头（窝头除外）、软米饭（生熟比1:3以上）、包子、花卷、发糕、面条、豆包		北豆腐、豆干、豆皮、素鸡	煮（卤）鸡蛋、炒鸡蛋	肉丁、肉条、肉片（牛肉片除外）	茄果类、嫩叶类、瓜类等蔬菜	大部分水果（去皮去核）	
普食	全部常见的食物							

注：以上膳食分类具有一定相对性，具体应根据食物种类、烹调方式、咀嚼情况而定；如煮炖的花生、根据煮炖的程度可划入半流食或软食；不经仔细咀嚼的香蕉块，不属于半流食，而属于软食，等等。

二、特殊医学用途配方食品

特殊医学用途配方食品（FSMP）是为了满足进食受限、消化吸收障碍、代谢紊乱或特定疾病状态人群对营养素或膳食的特殊需要，专门加工配制的一类配方食品。这类食品必须在医生或临床营养师指导下，单独使用或与其他食物配合食用。

该类食品包括 3 类，即全营养配方食品、特定全营养配方食品和非全营养配方食品（表 3-2-2）。

表 3-2-2　各类特殊医学用途配方食品

	全营养配方食品	特定全营养配方食品	非全营养配方食品
特点	可作为单一营养来源满足目标人群	可作为单一营养来源满足目标人群	仅满足目标人群部分营养需求
适用人群	需要加强营养补充和（或）需要营养支持的人群，如体弱及长期营养不良者、长期卧床的患者、老年人、偏食等长期营养素摄入不足的人群	由于特定疾病或医学状况而产生的对能量、营养素有特殊要求的，且无并发症或其他疾病的人群	对某种物质代谢障碍或有特殊要求，或对食品形态有要求的目标人群
常见类型	氨基酸/短肽型（如百普素、百普力等）、整蛋白型（如安素、能全力、能全素、佳膳等）、匀浆型（如平衡型匀浆膳）	糖尿病型、肾病型、肿瘤型、肝病型、肺病型等	蛋白质组件、脂肪组件、碳水化合物组件、电解质组件、维生素组件等

三、肝病型全营养配方食品

慢性肝病患者因肝脏代谢受损，容易出现氨基酸比例失衡的问题，如支链氨基酸比例相对减少、芳香族氨基酸比例相对增加，这种改变会增加肝性脑病的发生风险。

　　肝病型全营养配方食品的主要特点是支链氨基酸（亮氨酸、异亮氨酸、缬氨酸）含量高（占总氨基酸总量的 35% ~ 50%），而芳香族氨基酸（色氨酸、酪氨酸、苯丙氨酸）含量低，这有助于降低肝性脑病的发生风险、改善肝性脑病症状和提供必需氨基酸。因此，对于反复发作肝性脑病的慢性肝病患者来说，补充肝病型全营养配方食品有助于提高血清白蛋白水平，减少肝性脑病的发作。

　　目前常见肝病型全营养配方食品需在临床医生或临床营养师指导下食用。

四、如何选择蛋白粉

　　目前市场上有许多蛋白质组件产品，如普通蛋白粉（往往是大豆蛋白和乳清蛋白混合物、大豆蛋白和酪蛋白混合物）、乳清蛋白粉、大豆蛋白粉等，主要成分是大豆蛋白、乳清蛋白、酪蛋白。在这三种蛋白质中，乳清蛋白粉含支链氨基酸比例（占总氨基酸量 26%）要高于大豆蛋白和酪蛋白（约 20% 左右），故对需要额外补充蛋白质、长期患有慢性肝病的患者来说，应优先选择乳清蛋白粉。

　　食用方法：建议采用 60℃ 以下温热水，按一定配比冲调，也可放入牛奶、酸奶、米汤中食用；建议每次食用量不超过 20g，每日总食用量不超过 40g，避免短时间大量、高纯度蛋白质进入体内，产生不利影响。

（华　鑫）

第三章

肝病患者的营养原则

一、急性肝炎

　　急性肝炎营养治疗初期患者常有厌食、食欲不振、脂肪吸收障碍，此时不能强迫进食。食物供给宜量少、质精、易消化。应尽可能照顾患者口味，注意烹调方法，以增进患者食欲。一般不食用油炸、油煎食品。如进食过少，可采用静脉营养加以补充，以满足患者需要。原则上应供给高碳水化合物、低脂肪、高维生素，且含优质蛋白质的清淡饮食。

　　（1）适当能量。成年患者以每天供给能量8372kJ（2000kcal）左右为宜。应根据患者体重、病情，如有无发热等做适当调整。肥胖者需适当控制进食量，否则会影响肝功能的恢复或发生脂肪肝。

　　（2）高碳水化合物。每天供给碳水化合物的量应占总能量的65%以上，食物以米面为主。若患者食欲过分减退、进食量过少，可适当进食葡萄糖、白糖、蜂蜜等。必要时给予静脉营养。

　　（3）低脂肪。以每天脂肪供给量占总能量的20%以下为宜，最好用植物油，如此除了有利于预防脂肪肝，还可促进脂溶性维生素的吸收，增加菜肴口味。

　　（4）高维生素。多食新鲜蔬菜和水果。蔬菜和水果中富含维生素C及食物纤维，可促肝糖原合成，刺激胆汁分泌，并促进代谢废物排出。

　　（5）优质蛋白质。供给的食物中应含多种生物价值高的蛋白质。可多选用牛奶制品、鸡蛋清等以保护肝功能。也可进食少量鸡肉、鱼肉、牛肉及瘦猪肉等。一般而言，成人以每天摄入蛋白质1～1.5g/kg为宜。

　　（6）供给足量液体。选用鲜果汁、西瓜汁、米汤加蜂蜜、凉开水加蜂蜜等以稀释胆汁，促进有毒物质排出。

　　（7）禁用刺激性食物。禁用煎炸食物及辛辣调味品，还应限制肉汤、鱼汤、鸡汤等的摄入，以减轻肝脏负担，保护肝功能。

（8）限制食盐。每天食盐摄入总量在 6g 以下，餐次为 4 ～ 5 次 / 天。

二、慢性肝炎

慢性肝炎患者饮食以清淡、易消化、富含营养为原则，应摄入含有足量蛋白质、碳水化合物和维生素、矿物质的食物。黄疸患者应尽量减少蛋白质的摄入，但对于脂肪不必过分限制。慢性肝炎患者应少量多餐，不应有饱胀的感觉，切忌暴饮暴食。

（1）供给适当能量。能量不足，可增加身体组织蛋白质损耗。高能量饮食会增加肝负担，加重消化功能障碍，导致肥胖，诱发脂肪肝、糖尿病，影响肝功能恢复。适当能量可减少蛋白质消耗，有利于组织蛋白质合成，故对肝炎患者的能量供给，需与其体重、病情及活动情况相适应，尽可能保持能量收支平衡，维持理想体重。每天供给量以 126 ～ 146kJ（30 ～ 35kcal）/kg 为宜。

（2）足量蛋白质。应选用优质蛋白质，以维持氮平衡，每天蛋白质供给以 1 ～ 1.5g/kg 为宜。食物应富含必需氨基酸，且种类齐全，每天应供给适量动物性蛋白和高甲硫氨酸食物，如瘦肉、蛋类、鱼类、豆类及其制品等。

（3）足量碳水化合物。碳水化合物最好由主食或副食中所含的天然糖类来供给，不宜过多，否则多余的糖类将转化为脂肪积存，引起高脂血症及肥胖。每天供给碳水化合物以 300 ～ 500g 为宜，宜选用米面等细粮，不宜选用玉米、高粱等粗粮。

（4）高维生素。病毒性肝炎可影响许多维生素的吸收与代谢，故宜多用含维生素丰富的食物，如乳制品、蛋类、绿色蔬菜、水果、小米、燕麦等。

（5）低脂肪。脂肪不宜过多，以每天供给 40 ～ 50g 为宜。脂肪供给过多，易沉着于肝脏内，影响糖原合成，使肝功能进一步受损。但脂肪供给过少，会影响脂溶性维生素吸收。

（6）补充微量元素。患者体内往往缺乏锌、锰、硒、铁等，因此，宜补充含微量元素和矿物质的食物，如瘦肉、奶制品、海藻、香菇、芝麻、大枣、枸杞等。

（7）限制食盐，科学烹调。每天供给食盐 6g。用蒸、煮、炖、烩、熬等烹饪方法，做成柔软、易消化的食物，忌用油炸、煎、炒等方法及强烈调味品如胡椒、辣椒等。

（8）严格戒酒。

三、酒精性肝病

酒精性肝病是指长期大量饮酒引起的一系列肝脏疾病的总称，包括轻症酒精性肝病、酒精性脂肪肝、肝炎、肝纤维化和酒精性肝硬化。研究显示，此类患者多合并不同程度的营养不良，且这与疾病的严重程度和预后相关，因此，严格戒酒、合理的营养支持治疗有助于改善营养不良状况，利于疾病恢复。

（1）合理膳食。做到"结构合理，均衡饮食"，保证热量、低脂肪、高蛋白、高纤维素、多维生素（包括维生素 B、C、E）、少盐。饮食宜清淡、易消化，忌油腻。注意粗细搭配，多食素食，以谷类为主；同时每日摄入多种蔬菜和水果，以补充足够的维生素和纤维素；经常食用豆制品和奶类；动物性食品以鱼、禽类肉为主。

（2）合理的膳食制度。按时、按量进餐，少食零食，不偏食、不挑食。

（3）限制脂肪的摄入量。以脂肪的热量占总热量的15%～20%为宜。膳食应富含不饱和脂肪酸，不饱和脂肪酸主要来源于植物油（约占80%～90%），如大豆油、花生油、菜籽油、橄榄油、亚麻子油等，其中亚麻子油因含较高的多不饱和脂肪酸，不建议高温烹调食用。

（4）适量补充硒、锌等微量元素。研究显示，锌和硒有助于修复肝细胞，减轻肝损伤，延缓疾病进展。贝壳类海产品、红色肉类、坚果类等食物中微量元素含量均较丰富。

四、脂肪肝

合理的饮食是预防和治疗脂肪肝的基本措施。脂肪肝治疗一定要"管住嘴，迈开腿"。膳食调理是防治脂肪肝的上策，应控制高脂肪、高糖饮食，纠正不良的饮食习惯（包括过量进食零食），避免过分进食高热量、调味过浓的食物。应根据理想的目标体重，合理调整每日食物摄入和科学分配各种营养素，并坚持合理的饮食制度。

脂肪肝患者的营养治疗应遵循以下原则。

（1）合理控制热量摄入。高热量可增加肝脏负担，加重消化功能障碍，影响肝功能恢复，延长病程。如热量过低，则会增加体内蛋白质耗损，不利于肝细胞修复和再生。每天可供给热量84～105kJ（20～25kcal）/kg。

（2）限制脂肪和碳水化合物的摄入。我们摄入的淀粉（大米、面粉）会在体内分解为葡萄糖，若食物中含糖量过高，多余的糖将变为脂肪，故应限制糖类摄入，并减少含蔗糖饮料的摄入。每日碳水化合物供给量以总能量的60%左右为宜；每天可摄入脂肪0.5～0.8g/kg，宜选用植物油或含长链不饱和脂肪酸的食物，如鱼类等。

（3）高蛋白饮食。每天可给予1.2～1.5g/kg，其中优质蛋白质（如瘦肉、鱼、虾、脱脂奶等）应占适当比例。

（4）保证一定量的新鲜蔬菜水果。蔬菜水果中富含大量维生素，可促进肝细胞修复。此外，蔬菜水果中还富含大量膳食纤维，有助于增加饱腹感及控制血糖和血脂，其中粗纤维中的木质素有降低胆固醇生成的作用，对于营养过剩性脂肪肝尤其重要。每天应保证食用新鲜绿色蔬菜500g。但水果含有一定糖分，所以吃水果后要减少主食的摄入量，如吃一个苹果，就应该减少主食25g（相当于米饭50～60g，或馒头40g左右）。如果同时患有糖尿病，应按食物交换分量计算进食分量，严格控制饮食，以保证血糖、血脂稳定。

（5）严禁大量饮酒。酒精对肝脏的损伤众所周知。另外，空腹饮酒和不同种类的酒精饮料掺和饮用，会增加酒精性脂肪肝发病的概率。尤其是女性，对酒精敏感性更高。脂肪肝患者应忌酒，以减轻对肝脏的进一步损伤。

（6）限制盐分摄入。食盐摄入总量以控制在5～6g为宜。此外，还需适量饮水，以促进机体代谢及代谢废物的排泄。

五、肝硬化

营养不良是肝硬化患者面临的严重问题。文献报道，81%的住院的肝硬化患者存在蛋白质－能量营养不良。Child A级及B级肝硬化患者营养不良发生率为21%～40%，而Child C级肝硬化患者营养不良发生率为70%～90%。合理的饮食营养支持有助于增强机体抵抗力、促进肝细胞修复再生及肝功能恢复，避免并发症的发生和加重。肝硬化患者每日应摄入147～167kJ/kg的总能量，少量多餐，每日4～6餐，包括睡前加餐。在给予肝硬化患者饮食营养支持时还应注意以下原则。

（1）饮食多样化。肝硬化患者的食欲和消化能力都较差，因此，饮食应尽可能多样化，且要新鲜、味美，以刺激食欲、增进消化。

（2）足够的碳水化合物供给。碳水化合物有利于保护肝脏、增强机体抵抗力，减少蛋白质分解，但由于患者肝功能受损，过多摄入碳水化合物会导致肥胖，加重肝脏负担，所以一般来说，碳水化合物在患者饮食中的比例应为 50% ~ 65%。

（3）合理的蛋白质摄入。蛋白质可改善患者的肝功能及营养状况，尤其对于血浆蛋白过低，伴有浮肿、腹水者尤为必要。长期过度限制蛋白质饮食会造成肌肉群减少，更易导致肝性脑病。对于肝硬化患者，应制订个体化的蛋白质营养支持方案，蛋白质供应量以患者耐受、保持正氮平衡、不诱发肝性脑病为准。早期肝硬化患者每天的蛋白质摄入量为 1.2 ~ 1.5g/kg，即可满足机体需要。酒精性肝硬化患者每天的蛋白质摄入量可增加至 1.8g/kg。可交替食用鱼类、瘦肉、蛋类、乳类和豆制品。目前关于肝性脑病患者蛋白质摄入尚无一致意见。1997 年欧洲肠内与肠外营养学会推荐，肝性脑病 1、2 级患者，蛋白质起始摄入量为每天 0.5g/kg，之后逐渐增加至每天 1.0 ~ 1.5g/kg，若患者对动物蛋白质不耐受，可适当补充支链氨基酸及植物蛋白质；肝性脑病 3、4 级患者，蛋白质摄入量减半；肝昏迷时暂时限制蛋白质饮食。

（4）适当限制动物脂肪的摄入。脂肪的消化要靠肝脏分泌的胆汁来帮助，脂肪摄入后的分解、利用又主要在肝脏进行。因此，摄入脂肪过多不仅会增加肝脏负担，还可能加重肝损伤。但限制过严又会影响食欲，故建议每日供给脂肪量控制在 40 ~ 50g。

（5）补充维生素和微量元素。肝硬化患者由于多方面因素可出现维生素和微量元素的缺乏。我们对肝硬化患者的临床营养研究表明，各种营养素实际摄入与标准量比值分别为维生素 A 54.5%、维生素 B_1 65%、维生素 B_2 64.5%、钙 51%、锌 57.8%、硒 64.1%、镁 67.3%。新鲜蔬菜和水果含有丰富的维生素、矿物质、微量元素，是最好的补充食物。

（6）慎食某些食物。严格禁食含酒精饮料。辛辣刺激食物（包括葱、姜、蒜等）、生硬食物、油炸食物和含植物纤维素较多的蔬菜应慎用，因为有刺激或渣滓过多的食物可能会引起曲张的食管 – 胃底静脉破裂出血。

（7）低盐饮食。对于伴有腹水或水肿的患者，要给予低盐饮食并适当限制饮水量。但对于肝硬化患者来说，限制水、钠是比较消极的办法，只有增加食欲，加强消化、吸收能力，增加蛋白质的摄入和吸收，才是饮食治疗中最好的办法。

六、食管－胃底静脉曲张内镜下治疗术后

肝硬化合并重度食管－胃底静脉曲张的患者，容易发生消化道出血，所以，对于有出血倾向或已经出血的患者，应常规进行内镜下治疗，如套扎术、组织胶及硬化剂注射等，因此，内镜下治疗后的营养原则主要是减少或中和胃酸的分泌，保护创面，促进创面愈合。

第一阶段（术后 1 ~ 3 天）

在确认无活动性出血的前提下，术后 24 小时患者即可开始进食低脂、无渣的流食。考虑到手术创面可能存在充血、水肿等局部炎症反应，建议不要进食太热的食物。

进食第 1 天，建议以清流食为主，如米汤、稀藕粉等，每次 30 ~ 50ml，每 1 ~ 2 小时进食 1 次。进食时应注意进食的温度与速度，温度在 30℃左右为佳，以进口温凉为宜，速度要慢，要小口进食；尽量不要进食太热食物；少吃易胀气食物，如豆浆、牛奶等（此两种食物在温凉时食用，易引起腹胀、腹泻等问题）。

进食第 2 ~ 3 天，可逐渐进食稠流食，在原有食物基础上，可逐渐增加稀米粥、蛋花汤、稠藕粉、液体酸奶、果汁、菜汁等，每次 100 ~ 250ml，每日 4 ~ 6 次为宜。此外，还要注意进食的温度和速度。

此阶段的饮食模式主要是为了让肠道适应，观察胃肠道是否耐受食物的刺激、有无出现进食后再出血等问题，为饮食的进一步过渡做准备。对于反复消化道出血患者、老年人、极度消瘦患者等，此阶段需要延长，可在原有流食的基础上，适当辅助食用肝病型特殊医学用途配方食品（简称为特医食品，下同），具体可咨询临床医生或营养师。

注意：既往有肝性脑病的患者，在此期间尽量不要喝浓肉汤，以免血氨升高，引起不适。

第二阶段（术后 3 ~ 12 天）

此阶段患者可逐渐进食低脂、无渣或少渣半流食。考虑到创面处于结痂时期，食物以细软的半流食为佳。

进食第 3 ～ 7 天，建议以低脂、无渣半流食为主，如稠米粥、龙须面、面片、疙瘩汤、固体/半固体酸奶、蛋羹、豆腐脑等，每次 150 ～ 250ml，每日 5 ～ 6 次。此时进食温度恢复正常。

进食第 7 ～ 12 天，建议以低脂、少渣半流食为主，在原有食物的基础上，还可增加肉松粥、馄饨、馒头心（泡水）、肉末/肉泥、鸡丝、嫩豆腐、土豆泥、碎菜叶等。

> 此阶段饮食可以满足患者基本营养需求。若出现进食不足，强烈建议辅助食用肝病型特医食品，务必达到营养要求，为进一步诊疗做准备。

第三阶段（术后 12 ～ 20 天）

此阶段患者可逐渐进食低脂、少渣软食。但是考虑到创面愈合情况不一，一定要谨慎食用，建议"慢过渡、慎选择"。

慢过渡，即当无法判断创面愈合过程是否顺利时，可适当延缓过渡时间，尤其是反复消化道出血患者、老年人、极度消瘦患者等，由于创面愈合缓慢，可适当多食半流食 7 ～ 14 天。

慎选择，即刚刚过渡至软食模式时，一定要谨慎选择，如可选馒头心、包子、面条、饺子、煮鸡蛋、豆腐、肉丸子、嫩叶类蔬菜（切条）、茄果类蔬菜（切块）、香蕉块、苹果块（去皮）等，以煮炖等烹调方式加工的食品为佳；逐渐增加食物的粗糙度及体积，如逐渐开始食用软米饭、肉条、肉丁、嫩叶类蔬菜、茄果类蔬菜等。

> 此阶段饮食可以满足患者全部的营养需求，膳食结构可根据具体病情进行调整，以达到辅助治疗的效果。

七、肝癌

肝癌患者，存在不同程度的食欲减退、恶心、乏力、肝区疼痛等消化系统的症状。因此，应特别关注肝癌患者日常饮食。给予身体合理的营养供给，是"抗癌生活"的重要内容之一。下面介绍一些肝癌患者日常饮食的营养原则，供大家参考。

（1）平衡膳食原则。肝癌患者的营养消耗大，故有必要保证其获得足够的营养。衡量患者的营养状况的好坏，有条件者可根据营养师的营养风险评估，制订合理的营养膳食计划。患者自评应用的最简单的方法就是能否维持自己的体重不降低。要使体重维持正常的水平，最好的办法就是保持平衡膳食。建议患者多进食新鲜蔬菜，且其中一半应是绿叶蔬菜。

（2）低脂与高蛋白饮食。肝癌患者存在不同程度的恶心、腹胀症状。高脂肪饮食会影响和加重病情，而低脂肪饮食可以减轻肝癌患者的恶心、呕吐、腹胀等症状。肝癌患者食欲差，进食量少，故应提高其膳食的热量，让其进食易于消化吸收的脂肪、甜食，如蜂蜜、蜂王浆、蔗糖以及植物油、奶油等。肝癌患者应多吃富含优质蛋白质的食物，如瘦肉、蛋类、豆类、奶类等。但是在肝癌晚期，要控制蛋白质的摄入，以免进食过多蛋白质诱发肝性脑病。

（3）饮食多补充维生素。维生素 A、C、E、K 等都有一定的辅助抗肿瘤作用。维生素 C 主要存在于新鲜蔬菜、水果中。胡萝卜素进入人体后可转化为维生素 A，所以肝癌患者应多吃动物肝脏、胡萝卜、菜花、黄花菜、白菜、无花果、大枣等，还应多吃新鲜蔬菜和水果，如萝卜、南瓜、竹笋、芦笋、苹果、乌梅、猕猴桃等。

（4）适量补充无机盐。营养学家把无机盐分为两类：常量元素，如钙、钠、钾、磷等；微量元素，如硒、锌、碘、铜、锰等。硒、铜、镁、铁等矿物质具有抗癌作用。肝癌患者应多吃含有可抗癌的微量元素的食物，如大蒜、香菇、芦笋、玉米、海藻、海带、紫菜、蛤、海鱼、蛋黄、糙米、豆类、全麦面、坚果、南瓜、大白菜、圆白菜和动物的肝脏、肾脏以及人参、枸杞、山药、灵芝等。

（5）进食易消化食物。肝癌患者多有食欲减退、恶心、腹胀等消化不良的症状，故应进食易消化食物，如酸梅汤、鲜橘汁、果汁、姜糖水、面条汤、新鲜小米粥等，以助消化。进食切勿过凉、过热、过饱。肝癌患者常有恶心、呕吐、食欲不振等症状，宜食开胃降逆的清淡食物，如杏仁露、藕粉、玉米糊、金橘饼、山楂糕等易于消化的食物，忌食重油肥腻食物。蔬菜、水果可打成泥状，肉类要充分炖烂，以便于消化和防止食物对曲张食管静脉的摩擦。

八、肝癌介入术后

介入治疗是中晚期肝癌患者的主要治疗手段之一，在介入治疗前后患者常常需要禁食数小时，而介入治疗后患者又常因为发热、恶心、呕吐、肝区疼痛等原因出现进食不足，增加营养风险的发生。因此，患者要重视介入治疗前后的营养问题。

（1）治疗前。介入治疗前，患者应接受临床医生或营养师的营养评估，一旦发现有营养风险，应该尽快纠正。一般情况下，提前1周给予高蛋白（暂时）、高维生素、低脂、复合碳水化合物饮食，可有效改善患者术前的营养状态。

一日食谱举例如下（表3-3-1）。

表 3-3-1　一日食谱

食物类别	食物选择
米面类（200～300g/d）	馒头、软米饭、面条、米粥、面片等
蛋类（50g/d）	蛋花汤、蛋羹、煮鸡蛋、荷包蛋等
奶类（250ml/d）	牛奶、酸奶、奶疙瘩等
豆及豆制品（25～50g/d）	豆浆、豆腐、豆腐脑等
肉类及水产品类（100～150g/d）	瘦猪肉、瘦牛肉、去皮鸡肉、无刺鱼肉等，以肉末、肉馅、肉丸、肉丁、肉丝、肉条为佳
果蔬类（500～800g/d）	全部蔬菜类、水果类食物
油盐类	少油（20～30g/d）、少盐（<5g/d）
其他	少吃白糖、红糖、蜂蜜、各种饮料及含糖糕点等
特医食品	若经口摄入不足，可考虑补充肿瘤型或肝病型特医食品，以保持或增加体重、血清白蛋白水平

注：对于合并肝性脑病的患者，肉类、蛋类、豆及豆制品、奶类等高蛋白食物要在临床医生或营养师指导下食用。

（2）治疗后。一般情况下，术后2小时患者即可进食米汤、藕粉、稀米粥等流食。考虑到患者术后数天可能存在发热、肝区疼痛、恶心、呕吐等症状，建议饮食逐渐从流食、半流食，过渡至软食、普食（表3-3-2）。

表 3-3-2 肝癌介入术后饮食

时间	食物选择
术后 2 小时至术后 2 天	低脂、无渣 / 少渣流质饮食：米汤、米粥、面条、面片、疙瘩汤、酸奶、蛋羹、蔬菜汁等
术后 2 ~ 3 天	低脂、少渣半流质饮食（在原有饮食基础上，可增加以下食物）：肉松粥、馄饨、馒头心（泡水）、肉末 / 肉泥、鸡丝、嫩豆腐、土豆泥、碎菜叶等
术后 3 ~ 7 天	低脂软食（在原有饮食基础上，可增加以下食物）：馒头、包子、面条、饺子、煮鸡蛋、豆腐、肉丸子、嫩叶类蔬菜、茄果类蔬菜、各种常见水果（去皮去核）等
术后 7 天以上	普食

注：少吃辛辣、油腻、腌制、熏制、烧烤、坚硬的食物。

注意：肝癌患者往往因伴有其他并发症而出现胃肠功能低下，因此，很少能正常过渡至普食阶段，大部分患者停留在软食阶段。

九、肝衰竭

肝衰竭患者的饮食原则是保证热量，高碳水化合物、低脂、足量蛋白、高维生素饮食。其因消化道症状明显，饮食要清淡，少量多餐。一般采用半流食，食欲极差时用流食；进食不足者，每日静脉补给足够的液体和维生素。睡前加餐对改善肝功能有效。有腹水、肝昏迷、消化道出血、肾功能障碍的患者，则应严格控制钠盐、蛋白质、粗纤维食物和水分的摄入。对于急性肝衰竭患者，使用静脉氨基酸制剂要慎重，推荐应用肠内营养补充蛋白质、碳水化合物、维生素等。

（1）足够的热量。充足的热量可减少蛋白质的消耗，减轻肝脏负担，有利于组织蛋白的合成。建议每日给予 147 ~ 167kJ/kg 热量，限制卧床的患者可略低一些，长期消耗性疾病患者应高一些。对于出血的患者，需要禁食水，并静脉供给足够的热量及各种营养素。

（2）充足的糖类。糖是主要的热量来源，肝病时肝糖原贮存不足，易出现低血糖。建议每日葡萄糖的供给量为 2 ~ 3g/kg，同时监测血糖情况，预防和治疗低血糖，当食欲缺失时须口服或静脉注射葡萄糖。

（3）足量的蛋白。摄入富含蛋白质的食物，可以促进肝细胞的修复和维持肝功能的稳定。一般患者每日蛋白质或氨基酸的摄入量为 0.8 ~ 1.2g/kg，可以维持正氮平衡，肝功能损害较重者须增加摄入量，在血浆白蛋白过低、水肿、腹水时，可每日摄入 1.5 ~ 2.0g/kg。当轻度肝性脑病时应限制蛋白质摄入；重度肝性脑病时在严格限制蛋白质摄入的同时，应提高支链氨基酸比例，待患者清醒后逐渐少量增加蛋白质供应，以患者耐受为度。支链氨基酸（如亮氨酸、异亮氨酸、缬氨酸等）的补充较为安全。

（4）少量脂肪。肝病时胆汁、消化液、消化酶的分泌减少，脂肪较难吸收，人体难以耐受。过分限制脂肪可影响食欲、影响脂溶性维生素和一些微量元素的吸收。不饱和脂肪酸能够减轻肝脏炎症，有利于肝细胞的修复。因此，大多数患者仍需要少量的脂肪摄入。

（5）丰富的维生素。肝功能障碍时对维生素利用率降低，食物中宜有足量的多种维生素。

（6）睡前加餐。宜选择含支链氨基酸的混合物或碳水化合物 100 ~ 200g，这样可减少脂肪、蛋白质消耗，并防止晨起低血糖的发生，有利于肝细胞的修复。

十、肝移植

肝移植的患者术前多存在营养不良、肝性脑病、腹水等。术前营养治疗能改善其营养状况，有利于治疗肝性脑病和纠正腹水，提高其手术耐受力。术后营养治疗有利于纠正负氮平衡，减少并发症，促进机体康复。

成人

1. 术前准备

（1）营养供给量。每日供给能量 84 ~ 105kJ/kg，蛋白质 1.0 ~ 1.2g/kg，当出现肝性脑病时应将蛋白质供给量减少至每日 0.5g/kg，然后逐步加至每日 1.0g/kg，适当提高支链氨基酸的供给量；脂肪应占总能量的 30% ~ 35%；碳水化合物占总能量的 50% ~ 55%。每日饮水 1000 ~ 1500ml。每日食盐摄入量 2 ~ 3g，钙摄入量 800 ~ 1200mg。此外，还要适当补充各种维生素及微量元素。

（2）供给途径。应以经口进食为首选，少量多餐。对不能采用经口进食者也可采用管饲。为减轻肝脏负担，宜选择低脂要素营养制剂。对于胃肠功能有严重障碍、有消化系统出血及严重营养不良的患者，可采用肠外营养。

2. 术后恢复

（1）术后早期的营养治疗。术后患者静息代谢率有所增加，但能量供给不宜过高，以免加重移植肝的负担。能量供给通常以每日 84 ~ 105kJ/kg 为宜；蛋白质可按每日 1.0 ~ 1.5g/kg 供给，术后血浆中氨基酸的比例通常可恢复。适当增加支链氨基酸供给可达到节氮目的，同时还可减少肝脂肪变性。移植肝糖代谢功能恢复约在术后 6 小时开始。碳水化合物仍是肝移植患者主要的供能物质，占总能量的 50% ~ 55%。水、电解质可根据患者实际情况供给。此外，还要补充各种维生素和微量元素。

由于术后机体胰岛素、胰高血糖素、肾上腺素等激素水平升高，患者出现胰岛素抵抗现象，血糖多偏高，故应适当增加脂肪，特别是中链脂肪酸，其供给量应占总能量的 30% ~ 35%。术后机体处于应激状态，同时临床又应用大剂量的糖皮质激素，故此时不宜给予过多的碳水化合物，而应适当提高脂肪的供给量。

在术后 3 ~ 4 天即可进流食，此后可逐渐过渡到半流食，再逐渐增加食物的浓度和量，直至完全经口进软食或普食。对于衰弱且不能自主进食的患者，可采用管饲要素饮食[1]、匀浆饮食[2]，一旦能经口进食则鼓励经口进食。术前存在严重营养不良或消化系统功能不全及由于各种因素不能进行肠内营养时，可采用肠外营养，但应加强临床监测，尽量缩短肠外营养时间，以避免肠黏膜萎缩、肠内细菌移位、胆汁淤积等症状。如术后出现并发症则应及时调整营养方案以满足机体代谢的改变并保护受累脏器。如大量糖皮质激素治疗出现排斥反应时，会引起机体蛋白质分解亢进，应增加蛋白质的供给；出现肾功能不全时，应限制蛋白质、钾、钠和水的摄入；严重腹胀、腹泻、消化性溃疡或腹腔出血时，应选择肠外营养。

（2）术后长期营养治疗。术后长期营养治疗的目的是预防与营养相关的远期并发症，如肥胖、高脂血症、高血压、糖尿病、骨质软化症等。每日供给能量 105 ~ 126kJ/kg，蛋白质 1.0 ~ 1.2g/kg。碳水化合物占总能量的

---

　① 又称要素型肠内营养剂，是由氨基酸或短肽、葡萄糖、脂肪、多种维生素和无机盐、微量元素组成的，为人体提供必需的热量和营养素，可被直接或间接吸收的肠内营养制剂。

　② 牛奶、粮食等天然食物经医院内部加工粉碎并混合后制成的流质状态的营养液。

55% ～ 60%，脂肪占总能量的 30%。此外，还要注意补充各种维生素和矿物质。

儿童

儿童肝移植术前、术后均应适当地增加能量及蛋白质供给，供给量为 110% ～ 150% 的推荐营养素摄入量（RNI），以纠正负氮平衡，满足机体生长发育的需要。

食物选择

1. 宜食食物

宜食用乳类及其制品、豆类及其制品、鱼肉等富含优质蛋白的食物，新鲜蔬菜、水果等富含维生素和矿物质的食物。饮食要清淡，菜肴加工应采用蒸、煮、炖、煨等方式，使食物易于吸收。主食选择面包、馒头、花卷、包子等发酵面食。术后早期可管饲短肽型肠内营养剂（百普素），以减轻移植肝的负担。

2. 忌食食物

忌食动物油脂、油炸食物。不可暴饮暴食，因为 1 次大量摄取食物，易加重肝脏负担。少用辛辣刺激性及腌制食物。绝对禁酒。

（李　娟　董金玲　华　鑫　王金环　姚勤伟　朱跃科）

第四章

膳 食 指 导

一、糖对肝病的治疗有何作用

糖类主要以葡萄糖的形式被吸收，进入肝脏后氧化生成热量，以供生命活动所需。1g 葡萄糖在体内完全氧化，能产生 4kcal 的热量。在我国，糖类主要由谷类食物提供，《中国居民膳食指南（2019 年）》推荐一般成年人以每天摄入 250 ~ 400g 葡萄糖为宜。

临床发现肝病患者低血糖发生率高，饥饿 10 余小时后，其大部分肝糖原被消耗。肝功能越差，晨起空腹低血糖发生率越高。足量糖类的供给，可减少用于供能的蛋白质的消耗，确保热量的需要，促进肝细胞的修复和再生。肝内有足够糖原储存，可增强肝脏对感染和毒素的抵抗力，促进肝功能的恢复。因此，肝病患者需要足够的糖。

糖原是糖类在人体内的储存形式，可以转化为蛋白质、脂肪等。我们研究发现，肝病患者存在葡萄糖利用障碍。过多供给葡萄糖容易造成体内脂肪堆积，诱发脂肪肝及动脉硬化等，患者体重增加也会进一步加重肝脏负担，导致肝功能下降。故不主张肝炎患者大量进食糖类，推荐每日供给葡萄糖 3 ~ 4g/kg。

二、肝病患者应严格限制脂肪摄入吗

脂肪的消化、吸收、分解、合成和转运主要在肝脏完成，肝功能受损时，胆汁合成及分泌均减少，脂肪的消化及吸收受到影响。肝病患者常有厌油腻、消化不良等表现，脂肪易摄入不足，而且我们研究发现，肝病患者以脂肪消耗为主，因此，需要补充脂肪。

若摄入脂肪过少则会影响食欲和脂溶性维生素（如维生素 A、D、E、K）的吸收，造成维生素缺乏。但若摄入脂肪过多，脂肪会在肝内存积，形成脂肪浸润，妨碍肝糖原的合成，使肝功能进一步减退，且过多脂肪在肝脏堆积会影响肝脏血流灌注，影响肝功能。结合中国人的生活条件，每日可给予脂肪 40～50g。尽量少进食动物脂肪，应以进食含有不饱和脂肪酸较多的植物油为主，如花生油、大豆油等。

三、肝病患者如何补充蛋白质

肝细胞受损，合成蛋白质的能力会下降，故慢性肝病尤其是肝硬化患者常表现为白蛋白降低，而出现腹水和水肿。供给足量优质蛋白可改善机体免疫功能，增加肝糖原贮存，改善肝细胞脂肪变性，有利于肝细胞修复和肝功能恢复。

食物中的蛋白质在肠道细菌的氨基酸氧化酶作用下可以分解产氨，对于正常人群，肝脏可以将氨合成尿素，正常分解代谢；但对于慢性肝病患者，尤其是肝衰竭患者，由于肝细胞大量坏死，肝脏解毒作用下降，蛋白质代谢产生的大量氨可透过血脑屏障，导致肝性脑病，表现为神志模糊、行为异常，甚至导致死亡。

蛋白质分为动物蛋白和植物蛋白。动物蛋白中牛奶、鸡蛋含有必需氨基酸（人体不能自身制造，必须依靠外源补充）、维生素 A、维生素 B_2 等，对肝脏有很好的作用。植物蛋白中大豆含有丰富的赖氨酸（必需氨基酸的一种）、不饱和脂肪酸（其中亚油酸、亚麻酸含量丰富）、钙、磷、铁、B 族维生素等，是肝病患者的理想食品。动、植物蛋白搭配，能够弥补彼此不足，增加蛋白质利用率。蛋白质的量应根据病情而定，没有并发症的肝硬化患者，每日应摄入 1～1.5g/kg，营养不良者应适当增加至 1.8g/kg。肝性脑病患者蛋白质的摄入量为每日 0.5～1.2g/kg，且推荐增加口服支链氨基酸的摄入。肝昏迷期间，Ⅱ度以上肝性脑病患者，应限制蛋白质从肠道补充量为每日 0.5g/kg，且随着症状的改善，可逐渐增加蛋白质摄入量，保持大便通畅，以维持营养状态而不发生肝昏迷为度。

四、肝病患者如何补充维生素

维生素是人体中不可或缺的重要营养物质，直接参与肝脏代谢的调节。目前已知的维生素大致可分为脂溶性和水溶性两大类。水溶性维生素直接从肠道吸收，多余部分大多由尿排出，体内储存甚少。脂溶性维生素溶解于油脂，经胆汁乳化，在小肠吸收，体内可大量储存。肝功能受损造成多种维生素的吸收、转运、转化障碍，会影响肝脏的生理功能。对于肝病患者来说，其中应补充的有以下几种。

维生素 A，化学名视黄醇，脂溶性，对上皮细胞具有较强的保护作用，可抑制、阻断亚硝胺的致癌作用等。缺少维生素 A 易患夜盲症。维生素 A 多存在于鱼肝油、动物肝脏、蛋类、乳制品和胡萝卜、南瓜、西红柿和橘子等中。我国成人维生素 A 的摄入量参考值为男性 $800\mu g/d$，女性 $700\mu g/d$。

B 族维生素，对促进消化、保护肝脏和预防脂肪肝有重要作用。

维生素 B_1，硫胺素，又称抗脚气病维生素、抗神经炎维生素等，水溶性，多存在于酵母、谷物、肝脏、大豆、肉类中。我国成人维生素 B_1 的摄入量参考值为男性 $1.4mg/d$ 和女性 $1.3mg/d$。

维生素 B_2，核黄素，水溶性，是肝脏降解化学物质酶的辅助因子，可抑制某些化学物质诱发的肝细胞癌，多存在于干酵母、动物肝脏、蔬菜、蛋类、豆类、坚果中。我国成人维生素 B_2 的需要量为 $1.4mg/d$。

维生素 PP，又名烟酸，水溶性，多存在于动物肝脏、瘦畜肉、鱼肉及坚果中。我国成人摄入量参考值为男性 $15mg/d$ 和女性 $12mg/d$。

维生素 B_5，泛酸，水溶性，多存在于动物肝脏、蛋黄、肉类和全谷类中。

维生素 B_6，吡哆素，水溶性，多存在于干果、鱼肉、禽肉类、豆类、动物肝脏中。

维生素 B_9，叶酸，水溶性，多存在于深绿色叶类蔬菜、动物肝脏、豆类、坚果中。

维生素 B_{12}，氰钴胺素，水溶性，多存在于动物肝脏、鱼肉、畜禽肉类、蛋类中。

维生素 C，抗坏血酸，水溶性，是一种还原剂。较大剂量的维生素 C 能提高体液免疫，增强抗病能力；可促进肝细胞的修复和再生及肝糖原的合成，改善新陈代谢，参与肝细胞内胆固醇的转化，减少细菌内毒素对肝脏的损害。其多存在于新鲜蔬菜、水果中，如酸枣、沙棘、猕猴桃等。我国成人摄入量参考值为 $100mg/d$。

维生素 D，钙化醇，脂溶性，多存在于鱼肝油、蛋黄、奶油中。

维生素 E，生育酚，脂溶性，多存在于种子类食物中。我国成人摄入量参考值为 $14mg/d$。植物油是人类膳食中维生素 E 的主要来源。维生素 E 是一种天然的抗氧化剂，可以保护细胞膜免受过氧化物的损害，对防治和延缓癌变有一定的作用。

维生素 K，萘醌类，脂溶性，主要包括天然的来自植物的维生素 K_1、来自动物的维生素 K_2 以及人工合成的维生素 K_3 和维生素 K_4，又被称为凝血维生素。其多存在于菠菜、苜蓿、大白菜、动物肝脏中。

肝脏是人体储存维生素的"仓库"，当肝脏受损时，"仓库"储存维生素的能力也会下降。上述需要补充的各种维生素，尤其是维生素 C 和维生素 B 与肝病的代谢和修复密切相关。

五、不能小看的微量元素

微量元素是指占人体重量不足万分之一的元素。经专家研究证实，有 14 种微量元素是人体所必需的，它们是铁、锌、铜、钼、铬、锰、硒、钴、氟、碘、镍、钒、锡、锶。这些必需的微量元素的摄入量也不可过多，多了会产生毒性作用。有些微量元素，如铅、汞、镉等，对人体不仅有害，还会造成危险，如铅中毒、镉中毒等。

自古以来，微量元素一直存在于各种动、植物和矿物药及食品、饮用水中，对人类健康发挥着重要的作用。随着科学技术的发展，经有关专家不断研究探索认为，微量元素是功能特殊的神奇物质，是人体不可缺少的第六大营养物质。微量元素是人体内重要的载体及电子传递系统，它参与激素和维生素的合成，能影响内分泌系统。体内众多的酶均需微量元素激活。此外，微量元素还能调控自由基的水平。多种微量元素共同维持体内正常的营养状态及生理功能，事实证明，任何一项微量元素不足或过量都会使人体的新陈代谢、生长发育受到影响。人们生活方式的改变也会影响人体内微量元素的平衡并导致许多疾病。婴儿母乳喂养不足引起的某些微量元素缺乏，可导致婴儿生长发育异常。如锌是一切生物必需的微量元素之一，儿童缺锌，将影响身高的增长，会有厌食昏睡、反应迟钝、精神发育迟缓、烦躁易怒、多动、注意力缺陷综合征等症状。缺铁则可导致儿童贫血、食欲减退、免疫力低下，直接影响其生长发育。食物加工过于精细会丢失某些微量元素从而导致饮食中微量元素的缺乏。饮食过于单调会使体内微量元素失衡引起疾病。如老年人缺铜可出现贫血、白发、反应迟钝等症状，缺碘会出现甲状腺病变。总之，人体微量元素的关键在于平衡和齐全，缺乏或过多都会引发健康问题，甚至导致疑难杂症。如原发性高血压患者体内大多缺乏锗、铜、钴、铁元素，而含有过多的锌、镉和铅元素。老年性白内障患者大多缺锌、锂、铬、硒、硅、锡元素，而含有过多的铜、镁和钙元素。微量元素与人类健康有密切关系。

目前，对于某些微量元素的功能尚不完全清楚，下面只做简要介绍。

碘

碘在食物中主要以无机碘化物形式存在，其他形态的碘首先被吸收，然后被还原成碘化物。消化器官中的碘几乎全部被迅速地吸收。碘在人体内的含量约 25mg，其中一半分布在甲状腺内。甲状腺的作用是合成、分泌甲状腺激素，甲状腺激素是促进人体生长发育和新陈代谢的重要激素，特别是对脑细胞的发育有决定性作用。因此，碘有"智力元素"之称。缺碘会对人体造成巨大损害，特别是对儿童、婴儿和孕妇。如果婴幼儿时期严重缺碘，易患呆小症，表现为身材矮小、行动迟缓、食欲不振、智力低下。另外，近年来医学研究表明，缺碘还能诱发乳腺癌、卵巢癌、子宫癌等。碘缺乏严重地区食盐应加碘，且应多食含碘丰富的海产品，如海虾、带鱼、海带、紫菜等。

铁

一般成年人体内含铁量为 3 ~ 5g，其主要存在于血液中。这些铁主要以络离子的形式存在，可与血红素、蛋白质等形成血红蛋白和肌红蛋白，运输和贮存氧。人体缺铁时，会影响血红蛋白和肌红蛋白的形成，使人易患贫血。据世界卫生组织调查，缺铁性贫血是全球常见病，婴幼儿贫血的根源在于缺铁。许多儿童呈"豆芽菜"体型，缺铁也是一个重要原因。防止人体缺铁最方便的方法是饮食调节，可多食用含铁较多的动物肝脏和其他内脏以及瘦肉、蛋黄。一些蔬菜和水果也含有较多的铁。另外，使用铁锅炒菜也能补充铁。酸性条件有利于人体肠胃对铁的吸收，因此，含有带酸性的维生素C的食物有利于铁的吸收和利用。铁与肝脏疾病关系密切，肝脏是储存铁的主要部位，铁过量也常累及肝脏。肝脏成为铁过多诱导的损伤的主要靶器官。肝铁过高可导致肝纤维化甚至肝硬化、肝细胞癌，因此，慢性肝病患者，应适当减少铁的摄入，若需补充铁剂，一定要慎重，要在医生指导下进行必要的补充。

氟

现代医学已确认，氟是人体必需的微量元素，对牙齿、骨骼具有重要作用。正常人骨骼中含氟0.01%～0.02%，牙齿中含氟0.01%～0.03%。微量的氟在人体中有利于钙和磷的利用及其在骨骼中的沉积，可加速骨骼的形成，增加骨骼的硬度，并能刺激成骨细胞增生。微量的氟对牙齿有保护作用。饮用水中含氟量降低就会导致龋齿，且不仅危害牙齿，还可导致其他口腔疾病的产生。世界卫生组织已把龋齿列为继心血管病和癌症之后的第三大疾病。为了预防龋齿，可采取增氟措施，如饮用水加氟、使用含氟牙膏、食用含氟食品及饮料（如贝类、海蜇、葡萄酒、茶饮料等）。体内氟含量过高可导致氟中毒，氟可影响肝代谢，降低其解毒作用，使血浆白蛋白降低，肝脏的库普弗细胞发生广泛脂性变，此称为"氟肝病"。对于氟中毒，没有特效药。最好的防治氟中毒的措施是降低饮用水中含氟量。此外，还可服氟宁片促进机体排氟。

钼

钼在人体内分布广泛，成年人体内含钼总量约9mg。在人体内，钼的分布以肝内含量最高，肾居其次。近年来研究表明，缺钼可导致神经异常、智力发育迟缓，影响骨骼生长。更为严重的是人体内含钼量降低可增加食管癌的发病率。钼是一种有实用意义的抗癌元素，能有效降低亚硝胺前体NO_3^-和NO_2^-，抑制亚硝胺类致癌物的产生。钼的摄入量与饮食有关，动物肝肾、谷物、豆类物质含钼丰富，实为补钼佳品。

锌

锌是人体中数十种酶的组成成分，在人体内的含量以及人每天所需摄入的量都很少，但对机体的健康至关重要。缺锌后各种含锌的酶的活性降低，DNA、RNA和蛋白质的合成减少，氨基酸的代谢紊乱。锌对婴幼儿和青少年的生长发育有重要意义。缺锌可导致缺锌侏儒，亦可引起食欲下降和消化功能紊乱。现已将食欲降低、偏食、异食癖等列为婴幼儿缺锌的早期表现。有人认为妊娠初期味觉、嗅觉异常也与缺锌有关。缺锌还可损害免疫功能、生殖功能等。

铜

铜是人体必需的微量元素之一，在正常成年人体内含量为 60 ~ 120mg，分布在身体各处，在肝、脑、心脏及肾内浓度较高。在血液中铜主要存在于红细胞和血清中。与铁相似，铜也参与人体的造血过程，催化血红蛋白的合成。此外，其还是人体内的一些金属酶的组成成分。若人体内铜的含量降低，则神经、肌肉及肝脏等组织中的氧化代谢就无法得到调节，人体就会出现动作失调、精神失常等症状。若在婴幼儿时期严重缺铜，会出现发育迟缓、肝脾肿大、厌食等症状。成年人严重缺铜则会出现血管破裂、内出血及骨骼变脆等症状。当人体缺乏铜时，可多食肉类、蛋类、豆类、粗粮、蔬菜等含铜丰富的食品或服用铜制剂药物。人体铜由于代谢障碍可能导致肝豆状核变性，该疾病是一种常染色体隐性遗传病，由于基因突变造成人体内某种酶的缺陷，导致铜转运障碍而使铜沉积在人体的多种器官上。肝损害是该病的主要症状之一。对于该病，需要减少含铜饮食的摄入及应用排铜药物治疗。

硒

硒是人体必需的微量元素之一，与人类健康息息相关。在人体内硒在心脏中的含量最高，它对心肌具有保护作用。如果人体缺乏硒，机体细胞就会缺乏自我保护功能，全身的组织、脏器的功能就会衰退，且在心脑血管方面表现得尤为突出，如脑内动脉硬化加重，脑出血、脑梗死的发生率增加。在肝脏的急、慢性炎症期，由于硒的缺乏，肝脏也会缺乏自我保护功能，肝病患者普遍缺乏硒，适当补硒有利于保护肝脏。在消化系统方面，缺硒可出现消化性溃疡、原因不明的乳糜样腹泻。此外，缺硒可导致免疫功能低下，抗感染能力下降，甚至可导致癌症。食物中海产品、小麦、大米、大蒜、芥菜及肉类中含硒量较高。所以，身体健康的人一般可以通过每天合理调节膳食，满足身体对硒的需要。

六、新的饮食习惯——睡前加餐

肝脏是人体营养物质代谢的中心器官。我们研究发现，肝衰竭及肝硬化患者夜间禁食后晨起时脂肪和蛋白质的消耗明显加重，类似于健康人饥饿状态。肝病患者 1 次夜间禁食即可出现分解代谢高于合成代谢，其异常程度相当于健康人 2 ~ 3 天的夜间禁食。通过睡前加餐可以改善这种状态。因此，我们推荐一种新的饮食习惯——睡前加餐。

顾名思义，睡前加餐就是在睡觉之前吃一些东西。对肝病患者来说，睡前加餐可减少夜间低血糖的发生，减少分解自身蛋白质氧化供能，改善肝脏代谢状态，若长期坚持则有助于肝细胞的修复。目前的研究结果表明，睡前加餐一般以碳水化合物（米、面食品）为主，可进食富含支链氨基酸食物。睡前加餐同样适用于肝硬化合并糖尿病患者。目前研究建议以中餐、晚餐各减少 100cal 热量的食物，在睡前 30 分钟加餐含 200cal 热量约 50g 的碳水化合物为宜。

七、肝源性糖尿病如何选择食物

肝源性糖尿病的临床治疗应兼顾肝病及糖尿病：一方面积极治疗肝病，改善肝功能；另一方面去除升高血糖的诱因，控制血糖水平。合理正确的食物选择既有助于保护肝细胞，促进肝功能恢复，又能稳定血糖，保护胰岛功能。

肝源性糖尿病饮食原则为少食、高糖饮食，以满足基本热量需要为宜。饮食应清淡易消化，且应给予高蛋白、高纤维素、低脂肪膳食，并适当补充维生素和微量元素。但具体实施时，还应结合肝病特点，做适宜调整。

（1）高纤维素食物有降血脂、延缓葡萄糖吸收、利于稳定血糖的作用，但肝硬化合并食管 – 胃底静脉曲张的患者，在选择此类食物时应注意，严格忌硬、烫、辣的食物，以防止血管破裂出血。

（2）对于肝硬化合并肝性脑病患者，应提高蛋白质中支链氨基酸的比例，在肝性脑病发作时应限制蛋白质的摄入总量，减少氨的来源。供给的蛋白质中以植物性蛋白质为宜（豆制品为最佳），供给的动物蛋白以鱼和瘦肉为宜。

（3）对于肝硬化合并大量腹水患者，应限制食盐的摄入量，减轻水钠潴留。

（4）失代偿期肝硬化和肝衰竭患者易发生空腹低血糖，睡前少量加餐可提高糖的利用率，有效避免晨起低血糖的发生。

（5）每餐应按量进食，两餐之间可加黄瓜、西红柿等蔬菜，这样既缓解饥饿感，避免低血糖发生，又增加维生素的摄入量。

（6）适量服用含镁、硒、锌的食物，如紫菜、芝麻、蘑菇、木耳等。

八、喝茶对肝病有益吗

茶是中国最传统的休闲饮品，茶叶能清肝明目，含有许多对人体有益元素，如茶多酚、维生素以及很多微量元素，对提高人体免疫力、增强体质非常有益。《本草纲目》记载，茶可益思、使人少卧、轻身、明目、利小便、去疾热。喝茶对肝病患者同样有益，实验证明，绿茶具有抗凝、防止血小板黏附聚集等作用，对慢性肝病患者有一定的辅助治疗作用。肝病热重或湿热并重以热为主者，可用茶除烦止渴，解腻清神。肝病患者饮茶需注意以下几点。

（1）适时、适量。不宜空腹饮茶，不宜饭前1小时、饭后立即饮茶，以免茶水稀释胃液、冲淡胃酸，妨碍机体对食物的消化吸收。不宜睡前饮茶，茶叶中之生物碱及咖啡因可使精神兴奋，影响入睡。1天茶水总量不宜超过1000 ~ 1500ml。

（2）忌饮浓茶。浓茶中含有较多的茶碱等对胃肠道有刺激的物质，可刺激胃酸分泌，诱发或加重胃或十二指肠溃疡。浓茶中大量的鞣酸具有收敛作用，过量饮用可造成便秘，尤其对老年人以及习惯性便秘、腹胀的患者影响更大。浓茶还会影响很多常量元素（如钙）和微量元素（如铁、锌等）的吸收。

（3）忌饮隔夜茶。茶叶中含有维生素C及维生素P，如放置时间过久，会被氧化。其中的单柠檬酸被氧化后，会成为刺激性较强的氧化物，服用后对脾胃功能不利。在炎热的夏季，隔夜茶易被细菌污染，饮用后可造成消化道感染。

（4）不要用茶水送服药物。服药前、后半小时到1小时内也不要饮茶，因为茶叶中的鞣酸可以与药物起化学反应，而影响药物效果。

九、肝昏迷患者可以吃什么

肝昏迷又称肝性脑病，是严重肝病引起的、以代谢紊乱为基础的中枢神经系统功能失调，其主要临床表现是意识障碍、行为失常和昏迷。以下诱因更容易发生肝昏迷：感染、上消化道出血、大量放腹水或者利尿、便秘、摄入过量的高蛋白饮食（如肉、蛋、奶等）；水电解质紊乱和酸碱平衡紊乱、低血糖、使用某种药物（如镇静药、镇痛药、抗癫痫药等）不当。肝昏迷患者除饮食结构应以清淡、易消化、易吸收的食物为主外，还应遵循高碳水化合物、高维生素、低脂肪、低蛋白、低盐饮食及少量多餐的饮食原则，以减轻肝脏负荷，有利于肝昏迷的治疗及恢复。肝昏迷患者饮食主要注意以下几点。

（1）严格控制蛋白质的摄入量。肝昏迷患者需控制蛋白质摄入量，以减少体内氨的产生、减轻肝昏迷的症状，所以，产氨较多的食物（如禽肉、畜肉、鱼虾等）应严禁食用；产氨较少的食物（如乳类、豆制品）、蛋类食物，可酌情少量食用（注意避免出现消化不良，维持肠道正常的微生态环境，以免增加肠道产氨）。病情好转后蛋白质摄入量逐渐增加至正常需要量，以保证病情稳定。此时可以吃产氨少的植物性蛋白质，如豆浆、豆腐等。

（2）积极控制脂肪的摄入量。肝昏迷患者摄入脂肪量不宜过多，以免加重肝脏负担，对病情不利。

（3）保证热量充足。肝昏迷患者每日热量供给量应不少于 105 ~ 126kJ/kg，应多选用精细粮食（如容易消化的面条、小米粥等）和含纤维少的水果，以及葡萄糖、果酱、果汁等高碳水化合物食物。

（4）适当补充维生素。肝昏迷患者还应及时补充维生素 C、维生素 B_2、维生素 K 以及钙、铁等人体所必需的成分，以保证人体正常的功能。

（5）保持大便通畅。多进食蔬菜、水果，保持大便通畅，每日大便 1 ~ 2 次，使肠道内产生的氨及时清除。也可口服乳果糖，改变肠道内环境，使其呈酸性，以减少肠道对氨的吸收。

（6）应该选择细软烂的食物，避免吃粗糙、坚硬或辛辣的刺激性食物；禁食带碎骨的禽类、肉类以及刺多的鱼，以防因曲张的食管 - 胃底静脉破裂而引起大出血，诱发肝昏迷。

（7）严格禁食含酒精的饮料。尽量避免使用镇静安眠类药物，避免由此直接引发肝昏迷。

十、消化道出血患者的饮食应注意什么

肝硬化上消化道出血是由于肝硬化门静脉高压导致的食管 - 胃底静脉曲张，受外界刺激或者自发破裂造成的上消化道出血，主要表现为黑便或者血便、呕血；大量出血会有心悸、头晕、黑矇、意识障碍等失血性休克的表

现，这些表现是肝硬化晚期较常见的并发症。

　　肝硬化上消化道出血的患者需立即到医院抢救。在出血期间需严格禁食、水，且医生会给予患者静脉营养，以减轻出血部位的刺激。出血停止（未再有呕血、黑便减少、生命体征稳定、血红蛋白不再下降等，需根据医生的判断）后，根据情况按顺序给予温凉流食、半流食及易消化的软食。流食包括水、稠米汤、藕粉、蛋羹、蛋花汤、牛奶、酸奶、豆浆、西红柿汁、鲜果汁、鱼汤、骨头汤等；半流食包括碎菜粥、肉末粥、蛋花粥、面条、面片汤、馄饨、面包、蛋糕、嫩豆腐、豆腐脑、果泥、熟香蕉、菜泥、土豆泥、各种肉汤、鱼片等。吃流食和半流食时需少量多餐，患者可每隔 2 ~ 3 小时进一次餐，每天进餐 5 ~ 6 次。进食流食、半流食 3 ~ 5 天后可逐渐过渡到易消化的软食，以高热量、高蛋白（无肝性脑病倾向的患者）、高维生素、低盐低脂、无刺激、易消化、富含营养的软食为主。饮食宜八分饱，少量多餐，进餐时宜细嚼慢咽。此外还需注意以下几点。

　　（1）禁烟酒、浓茶、咖啡等对胃有刺激的饮料。避免服用对胃肠有刺激性的药物，必须服用时应在医生的指导下服用。

　　（2）避免食用多骨刺、坚硬粗糙的食物，如粗杂粮、生菜生果，以及带骨刺的鸡、鱼类食物，以免诱发出血；忌油腻、油炸、辛辣（如辣椒、葱、蒜等）及有刺激性的食物。忌味重、过酸、过甜、过咸、过冷、过热的食物。

　　（3）宜吃少渣、易消化的质软的食物，如稀粥、面片粥、蛋羹、菜泥、藕粉等。食用蔬菜时要切碎制软。避免食用纤维高的根茎类菜。肉类，要食用嫩的肉丝、肉末，采用炖、煮、蒸等方法烹调，避免煎炸食物。少吃产酸、产气的食物，因为产酸食品（如红薯）能使胃酸增加，产气食品（如萝卜、蒜苗等）易导致胀气。

　　（4）保持大便通畅，避免用力排便增加腹压。食管 – 胃底静脉曲张破裂出血的患者出血停止后一般需根据医生的建议给予内镜下食管 – 胃底静脉曲张套扎或硬化治疗，或者 TIPS，预防再次出血。做内镜下治疗的患者，术后 24 小时内需禁食水，观察 1 天后如果没有消化道出血的表现（黑便、呕血等），可进食流食，1 ~ 2 天后过渡到半流食，1 周后再逐渐过渡到易消化的软食。

　　（5）做 TIPS 手术的患者，在术后 1 个月内，需注意饮食尽量以清淡素食为主，限制高蛋白食物的摄入（如鱼、虾、肉、蛋类），因为术后 3 个月内是肝性脑病（可表现为嗜睡、烦躁、头晕、双手抖动、反应力下降、性格改变，严重者可表现为意识障碍甚至昏迷）的高发时期，而高蛋白饮食是诱发肝性脑病的高危因素。术后 1 个月后如果没有出现肝性脑病，肉类食品可以逐渐加量，以不感到头晕、嗜睡为度。此外，还需多吃新鲜蔬菜、水果，多喝水，每天保持大便通畅，如有便秘，可口服乳果糖，促进排便。

（董金玲　吴　娟　王金环）

第五章

饮 食 宜 忌

一、哪些食物对肝病患者有益

肝病患者的食物的选择非常有讲究，因为肝病患者的消化能力有所下降，所以在食物的选择上既要能够补充营养又不能对肝脏造成负担。饮食的总原则是综合营养，合理搭配，防止偏食，具体如下。

（1）富含维生素的食物。含维生素 B 和维生素 C 的食物，可以保护肝内酶系统，增加肝细胞的抵抗力，促进肝细胞再生。脂溶性维生素 A、D、E 对肝都有不同程度的保护作用。馒头等发酵食品富含维生素 B，油菜、西红柿等富含维生素 C。

（2）摄入适量的矿物质。肝硬化患者体内锌和镁离子缺乏，故其日常饮食中应适量选取含锌和镁丰富的饮食，如瘦猪肉、牛肉、羊肉、鱼类以及绿叶蔬菜、豌豆和乳制品等。

（3）糖类食物。充足的糖类可保证肝脏合成并贮存肝糖原，对防止毒素对肝细胞的损害是必要的，可以选用蜂蜜等易消化的单糖或双糖食品，但是避免过多地进食糖类，以免影响食欲，造成体内脂肪积聚，诱发脂肪肝等疾病。

（4）合理的蛋白质饮食。肉、蛋、奶、鱼类等富含优质蛋白，可以促进蛋白质合成，促进腹水消退，对保护肝细胞、修复已损坏的肝细胞有重要意义。一般每天供给蛋白质 60 ~ 100g。血浆蛋白减少时，则需大量补充蛋白质，每天可供 1.5 ~ 2g/kg，而肝功能严重受损或出现肝昏迷时，则要酌情限制进食蛋白质的量，以减轻肝脏负担和降低血氨浓度。

二、肝病患者不宜多吃哪些食品

营养丰富的食物能帮助肝病患者修复肝细胞，但有些食物是肝病患者不宜多吃的，主要有以下几类。

（1）部分甜食。巧克力、糖及各种甜食，吃得过多会影响食欲、加重胃肠胀气，并容易造成体内脂肪的积聚，诱发脂肪肝及动脉硬化等疾病。

（2）高脂肪食物。油炸及油煎食物不易消化和吸收，容易引起吸收不良性脂肪泻。反复煎炸的食物油中会有致癌物质，不利于预防肝癌。少食用葵花子，葵花子中含有不饱和脂肪酸，多吃会消耗人体内大量的胆碱，使脂肪较容易积存于肝脏，影响肝细胞的功能。

（3）添加剂较多的食物。松花蛋含有铅，经常食用会使钙质缺乏，导致骨质疏松，还会导致铅中毒。方便面、香肠和罐头食品常含有对人体不利的食品色素及防腐剂等，经常食用会增加肝脏代谢和解毒功能的负担。

（4）腌制食品。腌制食物，由于盐分太高，服用过多易影响水、钠代谢。

（5）酒。酒精在体内主要通过肝脏进行代谢，排出体外。饮酒会加重肝脏的负担，所以应绝对禁止喝一切含有酒精的饮料，并忌食刺激性食物辣椒、芥末等以及加盐、加味精的食品。

（6）粗纤维及硬食。肝硬化患者应避免食用带刺、带骨的食物以及芹菜、韭菜、老白菜、黄豆芽等含粗糙纤维的食物，更不能食用硬、脆的干食品，以防止食物刺伤食管造成破裂出血。

三、喝牛奶有讲究

牛奶的营养价值近年来得到了人们的广泛认可，而每天饮用牛奶也成了生活必需。对于肝病患者来说，应该重视营养的补充与均衡了。肝病患者喝牛奶时应注意以下事项。

（1）肝病患者伴随消化道症状（如厌油、恶心、呕吐、腹胀）时，不宜喝牛奶，因为牛奶容易加重消化道症状。建议在消化道症状改善，身体处于恢复期时，饮用牛奶。肝硬化并发肝昏迷或是有肝昏迷倾向者，需限制蛋白质的摄入，不宜饮用牛奶，否则容易诱发肝昏迷。

（2）喝牛奶应慢慢地小口饮用，量不宜过多。因为牛奶含有 5% 乳糖，在身体乳糖酶不足时，大量或大口地喝牛奶，乳糖不容易消耗吸收，易造成腹胀、腹泻。

（3）不宜在牛奶里加糖，加糖后不利于牛奶中钙质的吸收，而且还将促使胃肠内细菌发酵产气，引起腹胀。

（4）不宜空腹喝牛奶。牛奶中的优质蛋白质在空腹的情况下无法发挥其修复旧组织、构造新组织的功效，因为蛋白质将被分解用于代替碳水化合物产热以供机体消耗所用。

营养专家建议肝病患者每天喝 2 杯牛奶，约 500ml，以补充每天所需蛋白质的 1/10、每天所需维生素 B_2 的 1/4 和维生素 A 的 1/8。急性肝炎患者以每天喝牛奶 200g 左右为宜，恢复期以每天喝 2 ~ 3 杯牛奶（每杯约 100ml）为宜；肝硬化患者以每天喝 2 ~ 3 杯牛奶为宜。

（刘海霞）

第六章

推 荐 食 谱

一、急性肝炎

一日食谱举例

早餐：牛奶 250ml，豆包 50g，煮鸡蛋 1 个，炝拌香菜黄瓜丝 100g。

加餐：西红柿或苹果 1 个。

午餐：米饭 100g，鸡丁青椒丁，猪肝菠菜粉丝汤，盐 3g，植物油 15g。

加餐：猕猴桃 1 ~ 2 个。

晚餐：馒头 50g，赤小豆莲子粥 100g，烩虾仁豆腐青笋丁，盐 2g，植物油 15g。

加餐：益生菌酸奶 250ml，饼干 50g。

家庭药膳及菜疗举例

1. 芹菜煲红枣汤

原料：芹菜 200 ~ 400g，红枣 50 ~ 100g。

做法：芹菜、红枣洗净，加水放入炖锅，以小火炖煮，饮用时喝汤弃渣。可以少许冰糖调味。

用法：分早晚食用。

适用范围：用于急性黄疸性肝炎、高血压、膀胱炎等。

2. 金针豆腐汤

原料：金针菜、豆腐适量；调料少许。

做法：金针菜洗净，用水煮熟，加入豆腐煮熟，加少量调料，佐餐服用。

用法：分早晚食用。

适用范围：用于急性肝炎、肝功能异常者。

3．瓜皮茅根汤

原料：西瓜皮、赤小豆、白茅根各 50g。

做法：上 3 味洗净置砂锅中加水煎汁。

用法：每日 1 次，连服 6 ~ 7 天。

适用范围：用于急性黄疸性肝炎（尿黄、肝区痛、腹胀、口苦、食欲减退、恶心呕吐、胸闷、大便稀等）。

4．绿豆藕枣汤

原料：酸枣仁 50g，绿豆 200g，藕 4 节。

做法：用水浸泡绿豆、酸枣仁半小时，再将藕一端切断后把绿豆、酸枣仁装入藕孔中，待装满后，将切断的藕盖回原处，用竹签固定。放入锅中加冷水上火煮，直至藕烂熟即可。

用法：适量食藕饮汤，每日 2 ~ 3 次，连服 7 ~ 10 天。

适用范围：用于急性或慢性肝炎（纳差、口苦口渴、夜寐欠安）。

5．茵陈粥

原料：茵陈 30 ~ 60g，大米 50 ~ 100g，白糖适量。

做法：茵陈洗净，加水煮，去渣取汁，同米适量煮粥，加入白糖调味食用。

用法：连服 15 日。

适用范围：急性黄疸性肝炎患者。

6．酸枣汤

原料：酸枣 50g，白糖适量。

做法：将酸枣洗净，加水 500g，用小火煮 1 小时，加白糖适量。

用法：每日 1 次，随量饮用。

适用范围：转氨酶高、心烦不安的急性肝炎患者。

7．红枣花生汤

原料：红枣、花生米、冰糖各 30g。

做法：将花生米洗净放入锅内，加水稍煮一会儿，再放入红枣、冰糖煮至花生米酥烂即可。

用法：每日 1 次，花生米、红枣连汤服用，1 个月为一疗程。

适用范围：血清转氨酶高的急、慢性肝炎和肝硬化患者。

8．小麦红枣粥

原料：淮小麦 30g，红枣 10 枚，粟米 100g。

做法：粟米加水煮开，加入淮小麦、红枣，用小火煨至红枣酥烂、小麦熟成粉糊状。

用法：分早晚服。

适用范围：急、慢性肝炎患者。

9. 板蓝根红枣汤

原料：板蓝根 30g，红枣 20 枚。

做法：将板蓝根洗净、切片，用纱布包好，与红枣入锅后加水同煮，煮好后取出药袋。

用法：分早晚服用。

适用范围：急、慢性肝炎患者。

10. 凉拌芦笋

原料：芦笋 450g，蒜泥 10g，白醋 10g，盐、味精适量。

做法：将芦笋洗净切丝，放入盘内，加盐、味精、蒜泥、白醋拌匀即可；也可用芝麻酱等拌成各种风味。

用法：随意食用。

适用范围：急、慢性肝炎患者，肝硬化患者，动脉硬化患者，神经痛患者，关节疼痛患者，皮炎患者。

11. 蘑菇鸡片

原料：鲜蘑菇 500g，鸡胸肉 100g，鸡蛋 1 个，青蒜末 15g，鸡汤 25g，水淀粉 20g，葱、姜末各 10g，料酒 5g，盐、味精各 2g，花生油、香油适量。

做法：将鲜蘑菇择洗干净，切片，放入沸水锅内烫片刻捞出；将鸡胸肉切片，放入碗内，用盐、味精、鸡蛋清、水淀粉拌匀上浆；将炒锅置火上，放入花生油烧至六成热，加入鸡胸肉片炒熟，加入葱、姜、青蒜末，烹入料酒、鸡汤、盐，倒入蘑菇片炒匀，用水淀粉勾芡，淋上香油，盛入盘内即可。

用法：随时食用。

适用范围：急性肝炎患者。

推荐食物及饮食建议

推荐食物：猪肝、豆腐、西红柿、黄瓜、苹果、香蕉、橘、柑、酸奶、蜂蜜、绿叶蔬菜。

饮食建议：饮食要高蛋白、高维生素、适量脂肪，以少量多餐、清淡易消化为主。

二、慢性肝炎

一日食谱举例

早餐：牛奶 250ml，煮鸡蛋 1 个，麻酱花卷 50g，核桃仁拌西芹 100g。

加餐：苹果 1 个或香蕉 1 根。

午餐：米饭 150g，牛肉丸子白萝卜，香菇炒芥蓝，盐 3g，植物油 10g。

加餐：西红柿 1 个或苹果 1 个。

晚餐：白花卷 75g，小麦胚芽粥 50g，红烧鸡腿肉配油菜豆腐，盐 2g，植物油 10g。

加餐：益生菌酸奶 250ml，饼干 50g。

家庭药膳及菜疗举例

1. 西红柿牛肉

原料：鲜西红柿 250g，牛肉 100g；调料适量。

做法：将西红柿洗净切块，牛肉切薄片，加少许油、盐、糖同煮熟即可。

用法：佐餐食用。

适用范围：慢性肝炎、高血压等。

2. 香菇蒸带鱼

原料：香菇 20g，带鱼 100g；调料适量。

做法：将带鱼洗净，切块装盒，并将香菇泡发，洗净切条，加入带鱼盒中，加姜、葱、盐、料酒等，上笼蒸透，佐餐或单食。

用法：佐餐食用。

适用范围：慢性肝炎、消化不良等。

3. 猪肝炒白萝卜

原料：鲜猪肝 250g，白萝卜 250g，植物油、香油、盐、葱等适量。

做法：将鲜猪肝、白萝卜洗净切片；将锅置火上，加适量植物油烧热，先炒萝卜片至八成熟，加入盐搅拌后，盛出放盘中再将锅置火上，加入植物油适量，大火爆炒猪肝 2 ~ 3 分钟，再将萝卜片与肝片同锅一起炒 2 ~ 3 分钟，加入调料、葱、香油少许即成。

用法：佐餐食用。

适用范围：有腹胀、胸闷不舒、口干苦等症的肝炎患者。

4．菇杞肉

原料：香菇 150g，枸杞 60g，牛肉 250g。

做法：将香菇洗净切块，牛肉洗净切片，放入沸水锅内除血水；上料一并放入砂锅内，加适量清水、盐、糖、酱油同煮，待肉烂熟即可。

用法：佐餐食用。

适用范围：肝脾亏虚，精血不足型慢性肝炎患者。

5．红枣花生汤

原料：红枣、花生仁、冰糖各 50g。

做法：加水先煮花生，后下红枣、冰糖。

用法：每日睡前服 1 剂，连续食用 1 个月。

适用范围：肝阴血不足型慢性肝炎患者。

6．枸杞鸡蛋汤

原料：鸡蛋 2 个，枸杞 25g。

做法：将鸡蛋、枸杞放入水中煮，蛋熟后捞出去壳，再将之放入水中煮即可。

用法：饮汤食蛋，连服 3～5 天。

适用范围：有神经衰弱、贫血等症的慢性肝炎患者。

7．糯米百合粥

原料：百合 60～90g，糯米适量，红糖少许。

做法：将糯米、百合共煮粥，煮熟时加入少量红糖即可。

用法：每日 1 剂，早晚温热服用，连用 7～10 天。

适用范围：心肝阴亏型慢性肝炎患者。

8．核桃仁粥

原料：核桃仁 20g，大米 100g，白糖适量。

做法：将核桃仁去皮，捣烂如泥，加水取汁去渣，待米粥煮熟后，加入核桃仁汁，再稍煮片刻即可。食前加入适量白糖。

用法：每日 2 次，可连续服用 15～20 天。

适用范围：瘀血停滞型慢性肝炎患者。

9．薏苡仁西红柿面

原料：薏苡仁 30g，西红柿 50g，瘦肉 30g，面条 200g。

做法：将薏苡仁去杂质洗净，浸透，放入蒸碗内，加水适量，上笼蒸熟待用；瘦肉切片，西红柿切片，姜切片，葱切段；将植物油倒入锅中烧热，下瘦肉炒熟，加入高汤煮沸，下面条、西红柿薏苡仁煮熟，调入盐、酱油味精即可。

用法：每日1次，可连续食用7～10天。

适用范围：慢性肝炎患者。

10．蘑菇瘦猪肉汤

原料：鲜蘑菇200g，瘦猪肉200g，调料适量。

做法：将鲜蘑菇洗净，瘦猪肉洗净切块，一起放入砂锅内加水，小火炖煮至瘦肉烂熟，加调料后出锅。

用法：佐餐食用。

适用范围：有白细胞减少等症的慢性肝炎患者。

推荐食物及饮食建议

推荐食物：牛奶、海鱼、豆腐、西红柿、黄瓜、苹果、西瓜、猕猴桃、香菇、绿叶蔬菜。

饮食建议：饮食上要以高蛋白、高维生素、高膳食纤维、适量脂肪为宜，食物宜多样化。

三、酒精性肝病

一日食谱举例

早餐：牛奶燕麦粥50g，豆包50g，拌黄瓜黑木耳100g。

加餐：猕猴桃1～2个。

午餐：米饭100g，牛肉丝炒芹菜，芝麻酱拌菠菜，盐3g，植物油10g。

加餐：西红柿1个或柑橘1个。

晚餐：玉米面发糕100g，鲫鱼豆腐汤，香菇炒芥菜，盐2g，植物油10g。

加餐：益生菌酸奶250ml，饼干50g。

家庭药膳及菜疗举例

1．枸杞烧牛肉

原料：枸杞30g，牛肉500g，胡萝卜、土豆、洋葱适量，各种调料随自己喜好添加。

做法：将牛肉切成小块，撒上盐和胡椒粉，加上切片的洋葱在锅里共炒，并放入热水适量，加入枸杞，煮开后改用小火煮2小时，加入土豆、胡萝卜、洋葱，在煮好前 30 分钟放盐、加调料。

用法：枸杞与菜一起吃，佐餐。

适用范围：酒精性肝病、肝硬化患者。

2. 花生灌莲藕

原料：花生 200 ~ 300g，新鲜莲藕 4 ~ 6 节，白糖适量。

做法：将鲜藕洗净，在全藕的 1/5 处切断，将花生灌入藕孔内，灌满后，将切下的藕盖在原切断处，用竹签固定，放入锅内用中火煮至藕酥熟，食用时切成薄片，加白糖。

用法：每日 2 次。

适用范围：酒精性肝病患者。

3. 归芍气锅乳鸽

原料：乳鸽 2 只，黑木耳 30g，当归 15g，白芍 20g，调料适量。

做法：将乳鸽宰杀去毛洗净，除去内脏冲洗净血水，将黑木耳泡发后洗净，将当归、白芍洗净后分成 2 份用纱布包之，分置气锅两边，加上乳鸽、木耳及调料，置锅上蒸熟即可。

用法：每日 1 次，可连续食用 7 ~ 10 天。

适用范围：慢性肝炎、肝硬化、酒精性肝病患者等。

4. 丹参粥

原料：丹参 30g，糯米 50g，红枣 3 个，红糖少许。

做法：将丹参洗净，加水煮汤，去渣后加入糯米、红枣、红糖煮粥。

用法：温热服，每日 2 次，10 日为 1 个疗程，隔 3 日再服。

适用范围：血热血瘀型的急、慢性肝炎及酒精性肝病后期患者。

5. 蜜汁核桃仁

原料：核桃仁 500g，蜂蜜 150g，白糖 60g，红樱桃 30g，橘瓣 30g。

做法：将核桃仁用开水泡涨，剥去皮洗净，放碗内，加白糖上笼蒸 15 分钟，待凉取出，装入盘中，留下原汁；把橘瓣、樱桃摆在核桃仁上。将锅置火上，注入蜂蜜，用小火烧开，兑入蒸核桃仁的原汁调匀，稍凉，淋在核桃仁、橘瓣、樱桃上即可。

用法：随意服用。

适用范围：慢性肝炎及酒精性肝病之肾亏血虚所致的乏力、腰酸、便秘及喘咳等。

6. 砂仁茶

原料：砂仁 3g。

做法：将砂仁放入杯中，沸水冲泡。

用法：代茶频饮，每日 1 次，连服 7 天。

适用范围：肝脏损伤患者。

7．葛花茶

原料：葛花 10g，荷叶半张。

做法：将荷叶切成细丝，与葛花同入锅，加水适量，煮沸 10 分钟，过滤取汁。

用法：代茶饮，当日饮完。

适用范围：酒精性肝病患者。

推荐食物及饮食建议

推荐食物：牛奶、益生菌酸奶、牛肉、鱼类、木耳、香菇、各种新鲜蔬菜、水果等。

饮食建议：禁饮各种酒及含酒精饮料，适当活动，规律饮食，忌暴饮暴食。

四、脂肪肝

一日食谱举例

早餐：低脂牛奶 250ml，玉米面发糕 50g，拌芹菜豆芽适量。

午餐：米饭 100g，肉丝海带丝，香菇豆腐汤，盐 2g，橄榄油 10g。

加餐：西红柿 1 个或雪花梨 1 个。

晚餐：花卷 50g，小米麦胚粥 50g，红烧牛肉胡萝卜，炝拌紫甘蓝丝，盐 3g，橄榄油 10g。

加餐：益生菌酸奶 250ml，饼干 50g。

家庭药膳及菜疗举例

1．香菇降脂汤

原料：鲜香菇 90g，植物油、盐各适量。

做法：鲜香菇用植物油、盐炒，加水煮汤食用。

用法：吃菜饮汤，每日 1 剂。

适用范围：脂肪肝合并高血脂、高血压患者。

2. 海带决明煎剂

原料：海带 20g，决明子 15g。

做法：海带水浸 24 小时，洗净切丝，决明子捣碎，2 味同煎汤。

用法：吃菜饮汤，每日 1 剂。

适用范围：用于血脂偏高者等症。

3. 鲜拌莴苣

原料：鲜莴苣 250g。

做法：将莴苣剥皮洗净，切成细丝，再加食盐少许，腌制 15 分钟左右，沥出多余的水分，放入调料调味即可。

用法：佐餐食用。

适用范围：脂肪肝。

4. 炒洋葱

原料：洋葱 120g，调料适量。

做法：将洋葱去皮切成丝；将锅置火上，加食用油适量，大火烧热，放入洋葱翻炒，加盐、酱油、醋、糖等炒匀。

用法：佐餐食用。

适用范围：高血压、高脂血症以及慢性肝病所致肝内脂质沉着等。

5. 槐花茶

原料：槐花、山楂各 10g。

做法：将槐花、山楂洗净后加水适量煮，去渣取汁。

用法：代茶频饮。

适用范围：高血压、高血脂、脂肪肝、血管硬化等。

6. 芹菜炒香菇

原料：芹菜 400g，水发香菇 50g，菜油、调料适量。

做法：芹菜去叶根洗净切段，盐渍 10 分钟，清水漂洗，沥干，香菇切片；炒锅内油烧热，放入芹菜煸炒 2 ~ 3 分钟，放入香菇片迅速炒匀，加酱油、调料速炒起锅。

用法：佐餐食用。

适用范围：高血压、动脉硬化、脂肪肝。

7. 银耳山楂羹

原料：白木耳 20g，山楂糕或山楂片 40g，白糖 1 勺。

做法：白木耳洗净后，用冷水浸泡 1 天，全部发透，择洗干净，放入砂锅内，并倒入木耳浸液；将山楂糕切小方块与白糖同加入木耳锅内，炖半小时，至木耳烂，成羹离火。

用法：当点心吃，每次 1 小碗，每日 1 ~ 2 次。

适用范围：肥胖症以及慢性肝病所致肝内脂质沉着等。

8. 桃仁山楂粥

原料：桃仁、山楂、贝母各 9g，荷叶半张，大米 60g。

做法：前 4 味煎汤，去渣后入大米煮粥。

用法：每日 1 剂，共服 30 剂。

适用范围：慢性肝病，肥胖所致脂肪肝及高脂血症等。

9. 鲜荷叶粥

原料：鲜荷叶 1 大张，大米 100g，冰糖适量。

做法：鲜荷叶洗净煎汤，去渣后入大米、冰糖煮粥。

用法：每日 1 次，可连续食用 7 ~ 10 天。

适用范围：高脂血症、脂肪肝等。

10. 紫菜蛋汤

原料：紫菜 10g，鸡蛋 1 只，调料适量。

做法：按常法煮汤即成。

用法：饮汤食蛋，佐餐食用。

适用范围：脂肪肝。

推荐食物及饮食建议

推荐食物：燕麦片、鲜玉米、海带、芹菜、木耳、香菇、苹果、梨、大枣、豆腐、豆浆、酸奶、各种蔬菜、橄榄油。

饮食建议：主食要粗细搭配，不用甜食。忌食油炸、油煎、烧烤等食物。

五、肝源性糖尿病

一日食谱举例

早餐：牛奶 250ml，豆面花卷 50g，煮鸡蛋 1 个，黄瓜拌木耳适量。

加餐：西红柿 1 个。

午餐：米饭 100g，鸡块熬白菜，醋烹豆芽，盐 2g，植物油 10g。

加餐：西红柿 1 个。

晚餐：玉米面发糕 100g，牛肉丝炒芹菜丝，鸡蛋菠菜汤，盐 2g，植物油 10g。

加餐：牛奶或酸奶 250ml。

家庭药膳及菜疗举例

1. 双瓜花粉茶

原料：西瓜皮、冬瓜皮各 15g，天花粉 12g。

做法：三者共加水煎。

用法：代茶饮。

适用范围：糖尿病。

2. 菠菜银耳煎

原料：菠菜 150 ~ 200g，银耳 6g。

做法：菠菜洗净切段；银耳水发后以水先煎至烂，加入菠菜再煮沸，调味。

用法：饮汤吃菜，佐餐食用。

适用范围：糖尿病。

3. 香菇烧菜花

原料：小香菇 15g，菜花 25g，鸡汤适量。

做法：香菇、菜花洗净，菜花掰小块，用开水焯透；将锅置火上，加入油，油热后放入调料，加入鸡汤，再放入香菇、菜花，用微火烧入味。

用法：佐餐食用。

适用范围：糖尿病、高血压等。

4. 鸽肉银耳汤

原料：白鸽半只，银耳 15g，调料适量。

做法：白鸽去毛及内脏，洗净切块，放入砂锅中加水煮，后加入泡发的银耳，煮至肉熟。

用法：饮汤，食鸽肉和银耳。

适用范围：糖尿病所致口渴多饮。

5. 南瓜汤

原料：南瓜 250g，调料适量。

做法：煮汤。

用法：饮汤食瓜，早晚各 1 次，连服 1 个月。

适用范围：糖尿病。

6. 菠菜根粥

原料：鲜菠菜根 250g，鸡内金 10g，大米适量。

做法：将大米洗净待用；将菠菜根洗净切碎，与鸡内金加水同煮半小时，下大米，煮烂成粥。

用法：一日内分顿食用。

适用范围：糖尿病所致口渴。

7. 绞股蓝茶

原料：绞股蓝 50g。

做法：取绞股蓝加水 1000ml，煎 15 分钟，取汁即可。

用法：代水饮用。

适用范围：癌症、糖尿病。

8. 清蒸茶鲫鱼

原料：鲫鱼 500g，绿茶适量。

做法：将鱼去鳃、内脏（留下鱼鳞），并在鱼腹中放入绿茶，清蒸熟透即可。

用法：每日 1 次，淡食鱼肉。

适用范围：糖尿病合并口渴多饮者。

9. 枸杞鸡蛋羹

原料：枸杞 10g，鸡蛋 2 个。

做法：将鸡蛋打匀，加入枸杞和适量水，隔水蒸熟食用。

用法：每日 1 次，连服 15 天。

适用范围：糖尿病合并视力模糊者。

10. 双耳汤

原料：黑、白木耳各 10g。

做法：黑、白木耳开水泡发，去杂质，洗净，置碗内加水，隔水蒸至木耳烂。

用法：食木耳饮汤，每日一次，间断服食。

适用范围：糖尿病合并发热者。

推荐食物及饮食建议

推荐食物：牛奶、豆腐、西红柿、黄瓜、苦瓜、燕麦片、荞麦、海鱼、木耳、绿叶蔬菜。

饮食建议：主食不用甜食，多用粗粮，肝病合并糖尿病患者的饮食除限制甜食及食品数量外，也应做到食品多样化，达到平衡饮食的要求。

六、肝硬化

一日食谱举例

早餐：米粥 50g，花卷 50g，豆浆 250ml，白糖 20g，肉松 20g。

加餐：苹果 1 个。

午餐：米饭 150g，清蒸草鱼，大白菜 250g，盐 2g，油 15g。

加餐：西红柿 1 个。

晚餐：米饭 150g，软熘鸡片，盐 2g，油 15g。

加餐：牛奶 250ml。

家庭药膳及菜疗举例

1. 龙眼甲鱼

原料：甲鱼 1 只（500g 左右），龙眼肉 30g，淮山药 20g，枸杞 10g，糖少许。

做法：甲鱼去内脏洗净切块留用，龙眼肉、淮山药、枸杞同煮汤，加糖少许。

用法：吃甲鱼肉、山药及汤。每周 2～3 次，连吃 2～3 周为 1 个疗程。

适用范围：肝硬化所致脾大及肝肾亏虚。

2. 三瓜汤

原料：冬瓜、西瓜、黄瓜各 100g。

做法：均洗净连皮煮。

用法：吃瓜喝汤。

适用范围：适用于肝硬化、腹水患者。

3. 清炖牛肉

原料：牛肉 2kg，白萝卜 1kg，葱 2 根，盐、黄酒、植物油各适量。

做法：牛肉洗净，切成大块，白萝卜洗净去皮，切块；锅内放植物油 2 匙，大火烧热，倒入牛肉，翻炒 5 分钟，加入黄酒 4 匙，焖烧 10 分钟，盛入砂锅内；1 次加足冷水将牛肉浸没，大火烧开，加葱、黄酒，小火慢炖 3 小时，加白萝卜、盐，慢炖 1 小时，至牛肉、白萝卜酥烂，去浮油。

用法：佐餐食用或饭前空腹食用。

适用范围：肝硬化所致脾胃虚弱引起的腹部胀满等。

4. 山药枸杞蒸鸡

原料：净母鸡 1 只，山药 40g，枸杞 30g，香菇、火腿片、笋片各 25g，料酒 50g、清汤 1000g，调料适量。

做法：净鸡去爪，抽去头颈骨留皮，入沸水锅内氽一下，取出洗净血秽，山药去皮切片，枸杞洗净；将鸡腹向上放在汤锅内，诸料铺在鸡上，加入料酒、盐、味精，清汤上笼蒸 2 小时至鸡肉熟烂。

用法：佐餐食用。

适用范围：肝肾阴虚型慢性肝炎、早期肝硬化。

5. 山药桂圆炖甲鱼

原料：甲鱼 1 只（约 500g），山药 30g，桂圆肉 20g。

做法：将甲鱼宰杀，去肠杂洗净，与山药、桂圆肉加水煮，先用大火烧开，再用小火炖至肉烂。

用法：每日 2 次，吃肉喝汤。

适用范围：慢性肝炎、肝硬化、肝脾肿大，以及病后阴虚等。

6. 枸杞麦冬蛋丁

原料：鸡蛋 5 个，枸杞、花生米、瘦猪肉各 30g，麦冬 10g。

做法：将花生米煎脆，枸杞、麦冬洗净且入沸水煮熟后切碎，猪肉切粒，鸡蛋打入碗中，加盐打匀，倒入另一个碗中，并于蒸熟后切粒；将锅放在大火上，加入花生油，猪肉炒熟后，倒入蛋粒及枸杞、麦冬碎末炒匀，放盐、味精、淀粉勾芡，盛盘后将脆花生米铺在上面即可。

用法：佐餐服用，每日 2 次。

适用范围：慢性肝炎、早期肝硬化等。

7. 芫花叶汤

原料：芫花叶 30g，白糖 15g。

做法：将芫花叶洗净加水煎取汁，加白糖调味，待糖化凉温后服用。

用法：代茶饮，连服数日。

适用范围：肝硬化腹水所致腹胀大绷急、小便不利、纳少气喘等。

8. 冬瓜粥

原料：冬瓜 80 ~ 100g，大米 100 ~ 150g。

做法：将新鲜冬瓜带皮洗净切块，同大米加水煮至瓜烂米熟汤稠为度。煮粥时不宜加盐。

用法：每日 1 次，可连续食用 7 ~ 10 天。

适用范围：肝硬化合并腹水。

9. 茵陈大枣汤

原料：大枣 200g，茵陈 9g。

做法：将大枣、茵陈共煮。

用法：食枣饮汤，早晚分服。

适用范围：慢性肝炎和肝硬化。

10. 冬瓜赤小豆汤

原料：带皮冬瓜 250g，赤小豆 50g。

做法：将带皮冬瓜、赤小豆放入 600ml 水中，大火烧开，小火炖至酥烂，不加盐或糖。

用法：分 1 ~ 2 次服用，连服 3 日。

适用范围：肝硬化轻度腹水及慢性肾炎所致小便不利、水肿胀满。

推荐食物及饮食建议

推荐食物：海参、海鱼、牛肉、豆腐、冬瓜、西瓜、西红柿、香蕉、苹果、橘、柑、红枣、绿叶蔬菜。

饮食建议：进食要细嚼慢咽，少量多餐；食物要细软、易于消化。

七、肝硬化合并上消化道出血

活动性出血期应完全禁食，供给合理、充足的静脉营养。

便潜血阴性后，从静脉营养开始过渡至流食；未再次出血则可供给少渣半流食；病情稳定后供给少渣软食或普通软食。此类患者应长期摄入少渣软食。

少渣饮食特点如下。

（1）主食：以细粮为主，食物应细软、易消化，但不要固定摄入一种食物，最好保证品种多样化，摄入量以维持正常体重为宜。

（2）牛奶鸡蛋：每日 1 个鸡蛋、牛奶 250 ~ 500ml，如果消化功能能够耐受，应尽量多摄入牛奶。

（3）肉类：根据消化功能和血氨水平，每日少量选用，一般 50 ~ 100g；不食用鱼类及排骨等带骨、带刺的肉类，以免刺破血管。

（4）豆类：豆腐和豆浆，每日 50 ~ 100g。

（5）蔬菜和水果：应选用含膳食纤维少的蔬菜水果，不选用韭菜、蒜苗、藕、芹菜、豆芽、大枣、菠萝等。可选用绿色菜叶，土豆、冬瓜、西红柿、苹果、桃、香蕉等。

植物油：30～40g。

烹调方法：以氽、烩、煮、炖、熬、蒸等为主，不用油炸、烤、烙等方法；不用辛辣、刺激性调味品。

餐次：少量多餐，每日5～6餐。

注意事项：所用食物应细软，无刺激，易消化，忌一次摄入大量的肉类、蛋类、豆制品等，忌烟酒。

一日食谱举例

早餐：大米粥50g，面包50g，鸡蛋羹1碗。

加餐：甜牛奶250ml。

午餐：花卷100g，肉末冬瓜，西红柿豆腐汤，盐2g，油10g。

加餐：冰糖银耳羹。

晚餐：鸡丝菠菜叶细挂面100g，盐2g，油5g。

加餐：蜂蜜水200ml，蛋糕50g。

家庭药膳及菜疗举例

1. 双荷汤

原料：鲜荷叶100g，鲜藕节200g，蜂蜜50g。

做法：将鲜荷叶、鲜藕节洗净一起捣烂，入水煎，去渣取汁后，加蜂蜜后服用。

用法：分次服用，每日1次，连食15天。

适用范围：肝硬化合并消化道出血者。

2. 马兰莲子汤

原料：鲜马兰头、鲜白茅根各20g，去心莲子、大枣各12g。

做法：马兰头、白茅根洗净，加水煎透取汁，加入去心莲子、大枣和水再煮1小时。

用法：分次服用，每日1次，连食15天。

适用范围：肝硬化合并消化道出血者。

3. 三七藕蛋羹

原料：鲜藕汁1杯，三七粉5g，鸡蛋1个。

做法：鲜藕汁加水煮沸，再将三七粉和鸡蛋打匀冲入汤中加调味料，冷却后服用。

用法：每日 1 次，连服 7 天。

适用范围：肝硬化合并消化道出血、发热者。

4．萝卜藕汁饮

原料：白萝卜汁、藕汁各半碗。

做法：上述两汁混合即可。

用法：分次服用，每日 1 次，连服 15 天。

适用范围：肝硬化合并消化道出血、发热者。

5．鲜荷叶汁

原料：鲜荷叶 1 张，冰糖适量。

做法：鲜荷叶洗净切碎，加凉开水捣烂取汁，加入冰糖溶化服用。

用法：每日 1 次，连食 15 天。

适用范围：肝硬化合并消化道出血者。

6．金针菜藕汁

原料：鲜金针菜 60g，鲜藕节 30g。

做法：上述 2 味洗净、捣烂、取汁，煮沸服用。

用法：每日 1 次，连服 15 天。

适用范围：肝硬化合并消化道出血、发热者。

7．莲子百合麦冬汤

原料：莲子、百合各 30g，麦冬 12g，冰糖适量。

做法：百合、麦冬煎后取汁，加入去心莲子和冰糖煮汤，饮汤。

用法：每日 1 次，连服 15 天。

适用范围：肝硬化合并消化道出血、胃炎者。

8．阿胶糯米粥

原料：糯米、阿胶、冰糖适量。

做法：糯米加水煮粥，黏稠时加入阿胶、冰糖搅拌略煮，待温后食用。

用法：每日 1 次，连服 15 天。

适用范围：肝硬化合并消化道出血、肺部感染者。

9．蜂蜜双耳汤

原料：黑、白木耳、蜂蜜各 15g。

做法：黑、白木耳水发后，加入蜂蜜和水煎汁。

用法：分早晚服用，每日 1 次，连服 15 天。

适用范围：肝硬化合并消化道出血、胃炎者。

推荐食物及饮食建议

推荐食物：牛奶、酸奶、豆浆、藕粉、果汁、土豆、胡萝卜、茄子、冬瓜、猪肝、鸡蛋、豆腐、面包、绿叶菜等。

饮食建议：忌烟、酒；忌油煎、烤的食物，含粗纤维的食物，辛辣刺激性食物，咖啡，浓茶等；少量多餐。

八、肝硬化合并腹水

一日食谱举例

早餐：大米粥 50g，甜面包 50g，鸡蛋 1 个。

加餐：牛奶 250ml。

午餐：米饭 150g，田七蒸乌鸡，附子冬瓜汤，盐 1g，油 15g。

加餐：香蕉 1 个。

晚餐：米饭 100g，肉末炒菠菜，青椒土豆丝，盐 1g，油 20g。

加餐：酸奶 250ml。

家庭药膳及菜疗举例

1. 冬瓜红小豆汤

原料：带皮冬瓜 250g，红小豆 50g。

做法：带皮冬瓜，红小豆，水 600ml 大火烧开，小火炖酥烂，不加盐或糖。

用法：分 1 ~ 2 次服用，连服 3 日。

适用范围：肝硬化轻度腹水。

2. 冬瓜粥

原料：冬瓜带皮 80 ~ 100g，大米 100 ~ 150g。

做法：新鲜冬瓜洗净切块，用大米加水煮至瓜烂米熟汤稠为好，不放盐。

用法：每日上、下午随意服用。

适用范围：肝硬化腹水及肥胖等。

3. 羊肾粥

原料：羊肾 1 对，草果 6g，陈皮 6g，砂仁 6g，大米 50g。

做法：将羊肾去油膜切块，草果、陈皮、砂仁用布包扎，用水煮汤，捞出包有草果、陈皮、砂仁的布包，放入大米，以及盐、姜、葱适量煮熟成粥。

用法：晨起作早餐食之。

适用范围：肝硬化腹水所致下肢浮肿、尿少便溏。

4. 鸭肉薏苡仁粥

原料：鸭肉 100g，薏苡仁 50g。

做法：先将鸭肉洗净切碎，再将鸭肉与薏苡仁置锅内加清水适量煮熬成粥。

用法：每日 1 次，连服 7 ～ 10 天。

适用范围：肝硬化腹水所致腹部胀大如鼓、下肢水肿、小便短少。

5. 赤小豆冬瓜炖鲤鱼

原料：鲜鲤鱼 1 条，冬瓜连皮 500g，赤小豆 60g，葱白 3 根。

做法：将鲤鱼去鳞及内脏洗净，冬瓜洗净切块，赤小豆洗净，葱白洗净切段，诸物加水共炖烂食，勿加盐。

用法：佐餐食用。

适用范围：营养不良性水肿、肝硬化腹水、妊娠水肿等。

6. 二豆黑鱼煲

原料：赤小豆 50g，绿豆 50g，黑鱼 1 条，料酒 10g，姜 5g，葱 5g，盐 2g，大蒜 10g，香油 2 克，高汤 1000g。

做法：赤小豆、绿豆洗净，用清水泡 2 小时，黑鱼去鳃、内脏抹上料酒及盐，放入煲内，注入清水适量，加入赤小豆、绿豆、葱、姜、蒜炖 1 小时即可。

用法：佐餐食用。

适用范围：肝硬化腹水。

7. 茯苓鸭煲

原料：茯苓 20g，鸭子 1 只，料酒 10g，盐 5g，鸡精 5g，高汤 1000g，葱、姜各 5g。

做法：茯苓砸成小块，鸭子去毛及内脏，葱、姜切段。将鸭子放入煲中，加入茯苓、料酒、葱、姜，注入高汤，将煲放在大火上烧沸，再转用小火炖 50 分钟，加入盐、鸡精调味即可。

用法：佐餐食用。

适用范围：肝硬化腹水。

8. 丹参蒸海参

原料：丹参 9g，海参 100g，料酒 5g，鸡精 2g，盐 2g，高汤 100g，葱、姜各 5g。

做法：将丹参放入锅内，加水 250g，煮 25 分钟，过滤药渣留药液。将海参发透，放入盘中，加盐、料酒腌制 20 分钟，将海参同药液加入高汤、葱、姜用大火大汽蒸 15 分钟即可。

用法：佐餐食用。

适用范围：肝硬化腹水。

9．附子豆腐汤

原料：附子 9g，豆腐 200g，火腿肠 50g，豆苗 40g，香油 3g，盐 5g，鸡精 5g，葱花少许，高汤 800g。

做法：附子洗净去杂质，豆腐切成小方块，火腿肠切片，豆苗洗净。将炒锅放置大火上烧热，加入高汤，放入附子煮 25 分钟，加入火腿片、豆腐烧沸，调入盐、鸡精、香油，放入葱花、豆苗，煮沸即可。

用法：佐餐食用。

适用范围：肝硬化腹水。

10．番薯香米饭

原料：番薯 100g，大米 250g，水 200g。

做法：番薯去皮切丁，大米洗净。将二者一起放入锅内加水 200g 煲熟。

用法：随时食用。

适用范围：肝硬化腹水。

推荐食物及饮食建议

推荐食物：菜花、莴笋、土豆、西红柿、玉米须、茄子、冬瓜、红小豆、海参、薏苡仁

饮食建议：食物制作要求细软为主，且应少量多餐。

九、肝硬化合并肝性脑病

一日流食食谱举例

早餐：浓米汤 300ml，葡萄糖 30g，肝病型特医食品 30g。

加餐：西红柿汁 300ml，葡萄糖 30g，肝病型特医食品 30g。

午餐：将大白菜叶，米粉，盐，花生油用开水制成匀浆膳 300ml。

加餐：蜂蜜水 300ml，肝病型特医食品 30g。

晚餐：匀浆膳 300ml。

加餐；豆浆 200ml，葡萄糖 30g。

推荐流食食物及饮食建议

推荐食物：各种果汁、米粉、藕粉、杏仁霜、芝麻糊、菜汁、酸奶、豆浆。

饮食建议：每日最好 6 餐，每次 250 ～ 300ml，不宜过多。

一日软食食谱举例

早餐：大米粥 50g，果酱包 50g、肝病型特医食品 30g（60℃以下温热水冲服）。

加餐：冲藕粉 300ml，蜂蜜 10g，酸奶 100ml。

午餐：蛋花西红柿挂面 50g，素菜包 50g。

加餐：苹果 1 个，酸奶 100ml，肝病型特医食品 30g（同上）。

晚餐：青菜馄饨 100g。

加餐：酸奶 100ml，肝病型特医食品 30g（同上）。

推荐软食食物及饮食建议

推荐食物：米粥、馒头、素包子、素水饺、奶酪、西红柿、冬瓜、小油菜、苹果、西瓜。

饮食建议：最好每日 5 ～ 6 餐，以植物性食物为主。

十、肝癌

一日食谱举例

早餐：米粥 50g，红糖包 50g，鸡蛋 1 个。

午餐：花卷 50g，西红柿面片 50g，软熘鱼片，木耳 5g，盐 3g，植物油 15g。

加餐：苹果或橘子。

晚餐：米饭 100g，酱牛肉 100g，香菇油菜，盐 3g，植物油 10g。

加餐：牛奶 250ml，白糖 10g。

家庭药膳及菜疗举例

1. 笋菇肉丝

原料：芦笋 500g，香菇 50g，瘦肉丝 250g，鸡蛋 2 个，食用油、盐、香油、葱、姜适量。

做法：将芦笋、香菇洗净切丝，并将瘦肉丝放鸡蛋中拌匀。待油热后，放入拌匀的肉丝，划开捞出，余油内加入葱、姜略炒，迅速放入芦笋、香菇、肉丝，调好口味出锅。

用法：随时食用。

适用范围：各种癌症。

2. 大蒜豆腐

原料：嫩豆腐400g，青大蒜100g，调料适量。

做法：将菜油烧热，待降温至六成热时，放入蒜段煸炒至软，加入豆腐块，边炒边加入适量的黄酒、酱油、盐、白糖等，再加少许水煮沸，勾芡即可。

用法：随时食用。

适用范围：一切肿瘤。

3. 菠菜肉片汤

原料：菠菜250g，瘦猪肉80g，调料适量。

做法：将菠菜去根洗净；猪肉洗净切片，加盐、黄酒、淀粉拌匀。锅内加清汤，烧开后下肉片滚3分钟后，放入菠菜再滚3分钟，加盐调味即可。

用法：随时食用。

适用范围：肝癌手术前后及放疗、化疗后。

4. 海带排骨冻

原料：小排骨500g，猪肉皮、水发海带各150g，蒜泥、香菜各少许，调料适量。

做法：猪肉皮用水焯2分钟，取出切小丁，与小排骨同用大火煮沸，加入黄酒，改用小火煮至骨酥肉烂成浓糊状，加入切碎的海带、酱油、盐、白糖，再煮3分钟离火，待凉，放冰箱内成冻。

用法：随时食用。

适用范围：一切肿瘤；肝癌、前列腺癌等。

5. 木耳果酱

原料：木耳适量，糖适量。

做法：木耳泡发洗净，干燥粉碎，与糖加水共煮，取膏。

用法：随意服用。

适用范围：癌症和缺铁性贫血。

6. 蘑菇豆腐角

原料：老豆腐500g，鲜蘑菇100g，胡萝卜适量，洋葱25g，调料适量。

做法：老豆腐切片沥干水，对角切开，放入烧热的油中炸黄捞起；取余油少许爆香洋葱丝，下洗净的蘑菇和切成片的胡萝卜；加少量水煮沸，入老豆腐角，调入黄酒、盐，焖煮5分钟，淋上麻油。

用法：佐餐食用。

适用范围：癌症。

7. 玫瑰花茶

原料：玫瑰花瓣 10g，茉莉花 5g，云南抗癌保健茶 10g。

做法：上述 3 味放入杯中，沸水冲泡片刻。

用法：代茶饮。每日 1 剂，连续 3 个月。

适用范围：癌症、肝病。

8. 鲜猕猴桃根饮

原料：鲜猕猴桃根 100g，大枣 10 枚。

做法：鲜猕猴桃根切段与大枣加水煎，取汁。

用法：隔日 1 次，连服 2 个月。

适用范围：癌症、贫血。

9. 芪参粥

原料：黄芪、党参各 50g，粳米 100g。

做法：黄芪、党参加水煎，去渣取汁；粳米加水和药汁煮粥。

用法：分次服用。

适用范围：术后和化疗所致体虚。

10. 绿茶

原料：绿茶 3～5g。

做法：沸水冲泡，频饮。

用法：代水饮用。

适用范围：各类癌症。

推荐食物及饮食建议

推荐食物：牛奶、豆浆、西红柿、西瓜、苹果、橘、柑、白萝卜、海鱼、胡萝卜、各种绿叶蔬菜、枸杞、人参、木耳。

饮食建议：禁烟、酒，忌用烟熏、火烤、油炸、发霉等的食品，且食物一定要新鲜卫生。

十一、肝衰竭

一日食谱举例

早餐：米粥 50g，鸡蛋羹 1 碗，面包 50g。

加餐：酸奶 150ml。

午餐：馒头 100g，肉末菠菜，西红柿豆腐汤，盐 3g，油 15g。

加餐：苹果 1 个或香蕉 1 根。

晚餐：面片汤 50g，花卷 50g，香菇烩丝瓜，盐 3g，油 10g。

加餐：牛奶 200ml，饼干少许。

家庭药膳及菜疗举例

1. 凉拌丝瓜

原料：嫩丝瓜 1 ~ 2 条，调料适量。

做法：嫩丝瓜去皮洗净焯水切成块，加入调料食用。

用法：佐餐食用。

适用范围：肝衰竭合并消化道出血、发热者。

2. 生煸慈姑

原料：鲜慈姑 200g，冬瓜（去皮）200g，油、盐、味精调料。

做法：鲜慈姑洗净切块，与冬瓜一起入油锅炒至八成熟，加入调料适量。

用法：佐餐食用。

适用范围：肝衰竭合并腹水、发热者。

3. 茯苓猪肉包

原料：面粉、猪肉各 50g，茯苓粉 10g，调料适量。

做法：面粉发酵备用，猪肉拌入调料做馅，做包子时再将茯苓粉加入馅中拌匀，上笼蒸熟。

用法：随时食用。

适用范围：肝衰竭合并腹水、食欲不振者。

4. 青黛炖茄子

原料：青黛 1g，茄子 150g，盐、味精适量。

做法：将青黛与茄子蒸熟，加入调味料食用。

用法：每日 1 次，分 2 次食用。

适用范围：肝衰竭合并消化道出血、发热者。

5. 黄芪炖鸽

原料：黄芪 30g，枸杞 30g，乳鸽 1 只。

做法：乳鸽去毛及内脏洗净，和黄芪、枸杞炖熟。

用法：饮汤吃肉。

适用范围：肝衰竭合并体力欠佳者。

6．枸杞鸡茸银耳

原料：水发银耳 100g，鸡肉 75g，枸杞 15g，调料适量。

做法：银耳去杂质洗净，沸水氽透后，枸杞洗净泡水备用；鸡肉剁成茸，渐渐将鸡茸入沸水烧透，捞起装盆；在油锅中加入调料，加银耳、水适量，把氽好的鸡茸放入，用小火烧透，再用大火收水、勾芡、淋油，加入枸杞，放入盘内即可。

用法：佐餐食用。

适用范围：肝衰竭合并体力欠佳者。

7．茯苓山药粥

原料：茯苓、干山药片各 30g，粳米 50g，白糖适量。

做法：上述 4 味加水适量煮粥。

用法：随时食用。

适用范围：肝衰竭合并腹水、胃炎者。

8．黄芪香菇汤

原料：生黄芪 20g，香菇 250g，调料适量。

做法：生黄芪加水煎汤至 700ml，去渣取汤；香菇洗净切片，黄芪汁烧开，调味，加入香菇煮 10 分钟即可。

用法：佐餐食用。

适用范围：肝衰竭合并食欲不振者。

9．浓藕汤

原料：藕 100g，调料适量。

做法：藕入油锅稍煸，加水适量煮汤，调味食用。

用法：佐餐食用。

适用范围：肝衰竭合并消化道出血者。

10．香菇粥

原料：香菇、小米各 50g。

做法：小米、香菇加水煮粥。

用法：随时食用。

适用范围：肝衰竭合并食欲不振者。

推荐食物及饮食建议

推荐食物：香菇、冬菇、海带、银耳、黑木耳、新鲜蔬菜、金针菇、海参、人参、鱼类、苹果、大蒜、白萝卜、大枣、茶、牛奶、卷心菜、南瓜、豌豆、莴笋、胡萝卜、菠菜、西红柿、紫菜、葱类。

饮食建议：禁烟、酒，忌油炸食物。所有的食物要制作精细，多种多样，以促进食欲，方便消化吸收。

十二、肝移植

宜用食物：乳类、豆类及豆制品、鱼肉等富含优质蛋白的食物，新鲜蔬菜和水果等含维生素和矿物质的食物。主食选择面包、馒头、花卷、包子等发酵面食，术后早期可用管饲要素饮食，以减轻移植肝的负担。

烹调方法：采用蒸、煮、炖、熬等方法，使食物易消化吸收。

忌用食物：忌动物油脂、油炸食品，少用辛辣刺激性食物，绝对禁酒。

肝移植后半流食一日食谱举例

早餐：枸杞油菜叶小米粥，红糖包。

中餐：胡萝卜山药大米粥，芝麻酱花卷，鸡腿肉烩大白菜叶。

加餐：冰糖水煮苹果 1 杯。

晚餐：二米（大米、小米）软饭（生、熟比约 1 : 3），烩海参冬瓜，西红柿蛋汤。

加餐：蛋白粉 10g 冲营养米粉。

肝移植后普食一日食谱举例

早餐：红皮花生米红枣粥，碗蒸蛋糕。

中餐：猪肉虾仁鸡蛋水饺，醋熘大白菜叶。

加餐：冰糖煮山楂 1 杯。

晚餐：红豆蒸软米饭，洋葱胡萝卜炒猪肝，鸡蛋菠菜汤。

加餐：益生菌酸奶 1 盒。

推荐食物及饮食建议

推荐食物：牛奶、豆腐、鸡蛋、瘦肉、深海鱼类、各种绿叶蔬菜、各种水果。

饮食建议：所有食物都要细软精致、易消化吸收，富含优质蛋白质，且还要少量多餐。

（倪明美　华　鑫）

第七章

生 活 起 居

一、日常生活中如何预防病毒性肝炎

主要从切断肝炎病毒的传播途径和提高人群免疫力两方面预防病毒性肝炎的发生。

（1）勤洗手。养成饭前便后用肥皂和清水认真洗手的好习惯。甲型病毒性肝炎和戊型病毒性肝炎以粪－口传播为主，乙型、丙型病毒性肝炎可通过血液、精液、阴道分泌物、唾液、乳汁、泪液、月经、尿、汗等排出体外。我们日常做什么都离不开手，可见手与其他物体的接触是传播过程中重要的一个环节。肝炎患者如不注意手卫生，可能导致肝炎病毒经自己的手污染到其他地方，如日常生活用品、玩具、食物等，而健康人接触和使用被肝炎病毒污染的物品，又不注意手的卫生，特别是没有养成饭前和吃东西以前洗手的习惯，就会导致"病从口入"。另外，公共场所是人员繁杂、聚集的地方，公共汽车上的扶手、座椅和电影院、游戏厅的座椅，也为肝炎的传播创造了条件，因此，乘车后或外出回到家应及时用肥皂洗两遍手，除去感染肝炎病毒的隐患。

（2）不要在卫生条件较差的地方就餐，因餐具的洗刷、消毒不彻底，极易造成肝炎病毒的传播。如不得已就餐时，最好使用一次性餐具。

（3）避免食用污水里养殖的贝类产品，因为江河湖泊及近海可能会受到含有肝炎病毒的大便的污染，而肝炎病毒会被这些软体动物聚集入体内。当我们生食这些软体动物或只用开水"烫"一下就吃时，由于病毒没有被完全杀死，我们就有可能被传染上肝炎。因此，不要养成生吃水产品的习惯，生食蔬菜也要尽量洗净，以减少甲型肝炎的传播。

（4）肝炎病毒的感染与否和个人的免疫功能、机体状况密切相关。免疫功能越强越不易受各种传染病的侵袭，所以人们要增强体质，加强锻炼，注意饮食调剂和生活规律性，劳逸结合，不要酗酒和过分劳累，要保持旺盛的精力和强健的体魄，这是预防肝炎的根本措施。另外，要保持良好的心境，

因为饱满的情绪能促进免疫机制的增强，乐观的心态是机体内环境稳定的基础。

（5）特异性预防措施。主要是针对 HBV 感染，可注射乙型肝炎疫苗和乙型肝炎免疫球蛋白。前者用于乙型肝炎易感者（乙型肝炎表面抗体阴性）和母婴阻断，后者用于暴露于 HBV 者及 HBsAg 阳性母亲所生的新生儿。

二、肝炎患者家里如何消毒

预防经粪－口传播的甲型、戊型肝炎，患者的食具和生活用品要专用，饭菜要和家人分食。患者用过的衣物、玩具、文具等消毒后才可用一般清洁剂洗涤。

预防经血液传播的乙型、丙型肝炎，家内消毒要管理好被女患者经血污染的衣物，不能和患者共用浴盆。当皮肤有损伤（包括皮肤生癣或香港脚）时更易被传染。夫妻一方有乙型或丙型肝炎，性生活须用安全套。选用主动免疫法预防效果更好。

消毒方法可根据当地当时所具备的条件选择如下。

物理消毒法

（1）高压蒸汽消毒法。有指示的高压锅采用 15 磅压力、121℃，经过 10 ~ 15 分钟可杀死各种肝炎病毒；采用蒸笼蒸煮或家用高压锅，待冒气盖阀后 20 分钟，即可达到消毒效果。

（2）煮沸消毒法。这是家庭最简便易行的消毒方法。在 100℃的温度下煮 1 分钟，就能使甲、乙、丙、丁、戊型肝炎病毒失去活力和传染性；煮沸 15 ~ 20 分钟以上，可将各型肝炎病毒杀灭。在运用此法时，要注意，沸水水面一定要漫过所煮的物品。此法适合于食具、护理用具、某些儿童玩具及棉织品的消毒。至于塑料制品、合成纤维及皮毛制品则不适合用此法。度米芬、来苏、石炭酸、米醋、熏醋对 HBV 无效。此外，肝炎患者的剩饭剩菜最好也要煮沸消毒后再弃去。

（3）阳光暴晒法。日光含有紫外线和红外线，具有杀菌作用，凡不能蒸煮的物品，则可采用本法，一般暴晒 6 小时以上。

（4）焚烧法。患者污染并丢弃的杂物、一次性医护用品、垃圾（包括月经纸、手纸）等均应焚烧掉，以达到彻底消毒之目的。

化学消毒法

（1）厕所、马桶、垃圾，可用 3% 的漂白粉或 2% 氯酸钠上清液喷洒消毒，便具应浸泡 1 小时；患者的呕吐物及排泄物，应用 1% ~ 20% 的漂白粉充分拌匀后入置 2 小时。

（2）房屋地面、门、窗、家具、玩具、运送工具等，可用 0.2% ~ 0.5% 的过氧乙酸喷雾或淋洗消毒，并按 $0.75 ~ 1g/cm^3$ 喷雾后密闭 30 分钟熏蒸。此法也可作为居室和暴露物品表面及空气的消毒。

（3）患者家属及接触者的双手可用 0.2% 过氧乙酸液浸泡 2 分钟，或用肥皂、流水冲洗数遍。

（4）衣服、被褥、书籍、报纸、体验单、病历、人民币等均可用 $100ml/cm^3$ 的甲醛密闭熏蒸 12 ~ 24 小时。至于市售优安净（洗消净）、食具净 333、84 消毒液等，都是含氯消毒剂，可按说明书使用。

三、为什么肝病患者应注意休息

肝脏是体内各种物质合成和分解的工厂，是机体能量的总供应处。肝脏有病，我们就要尽量减轻它的负担，所以避免体力劳动和紧张的脑力劳动（包括长时间看电视和打牌、搓麻将）是十分必要的。尤其在急性期和肝功能损害明显的时候更应如此，应以卧床休息为主。人体在活动过程中要产生较多的代谢产物，这些产物需要经过肝脏解毒处理，这将加重肝的负担。特别是肌肉在活动时产生大量乳酸，乳酸在肝脏代谢，但当肝脏已经受损时，就会出现乳酸堆积，导致酸中毒引起严重后果。卧床休息可以减轻体力上的消耗，还可以增加肝脏的血流量。实验证明，卧床休息时肝血流量比站立的时候要多出 40%，"人动则血行诸经，人静则血归于肝脏"，此时平卧静养等于自我输血。肝脏血流可带来营养，及时带走废物和有毒物质，使药物易发挥效用。进餐后正是胃肠和肝脏加强工作的时候，迫切需要增加肝脏血液流量，如果这时候去活动、看书学习，则到四肢和脑中的血液多了，流到肝脏的就少了，所以肝炎患者饭后应休息 1 小时左右，不宜饭后立即散步。

另外，肝炎患者忌长时间看书、看电视。因为人的视网膜感光功能的维持，依赖于视网膜视觉色素、维生素 A，而肝病患者胆汁分泌量减少，使脂肪代谢受到影响，从而使脂溶性的维生素吸收降低，且肝病患者体内锌的含量降低，而机体对维生素 A 的吸收代谢在锌缺乏的情况下也会降低。所以，长时间看书、看电视就会增加肝脏的负担。

四、适当地锻炼

适当地锻炼能提高肝病患者中枢神经系统的张力，改善大脑皮层和自主神经系统对肝脏的调节功能，增强全身的抵抗力和免疫能力。此外，锻炼能促进肝脏的血液循环，改善肝细胞的营养，有助于肝功能的恢复。适合肝炎患者的锻炼项目如下。

（1）气功。放松功（仰卧、静息、放松、自然呼吸）或内养功（左侧卧位，腹式呼吸）。练习时，呼吸不能太深，否则容易引起肝区疼痛和头晕。

（2）太极拳。以 24 式简化太极拳为宜。

（3）散步、做操。每天或隔天锻炼，每次 10 ~ 20 分钟，运动量要小。

（4）自我保健按摩。按摩肝区和腹部，每天 2 ~ 3 次，每次 5 ~ 10 分钟。

急性肝炎发作时，不宜锻炼，应卧床休息，可在床上自我按摩，做腹式呼吸。

对于肝功能基本稳定或轻微损害的患者，长期卧床不活动，就可能导致身体各种功能减退，体重增加，也不利于身体的康复。所以对病情轻的患者来说，在白天散步、打太极拳和做些轻微的劳动，调节身体功能是十分必要的。如果患者有黄疸，等到黄疸消退，症状也明显好转以后，每天可以起床活动 1 ~ 2 小时，但是，要以患者不感觉到疲劳为限度。以后，随着病情逐渐好转，活动量逐渐增加，也要掌握好不要让患者感觉到疲劳这个度。到了恢复期，患者可以适当增加活动量，要"动静结合，循序渐进"。到症状基本消失，肝功能检查正常后，患者就可以每天进行一定时间的锻炼。这些锻炼应为活动量小的活动，如散步、打太极拳、练气功。这样再经过 1 ~ 2 个月的密切观察，若病情始终稳定，肝功能也正常，患者就可以恢复工作。一开始半日工作，后逐渐过渡到全日工作。但即使恢复全日工作，也要避免剧烈的体力活动。从事脑力劳动的人，要注意不要过劳，同时，要保证充足的睡眠时间。需要特别提醒的是，要严禁过劳。

慢性肝炎患者，只要肝功能正常，运动量可以适当加大，但也要注意运动时脉搏不要超过 100 次 / 分。运动时间不宜过长，运动后一定要卧床休息一会儿。饭前、饭后 1 小时内最好不要进行锻炼。

另外，运动还可预防和治疗脂肪肝。首先运动可使交感神经兴奋，血浆胰岛素减少,儿茶酚胺、胰高血糖素和生长激素分泌增加,可抑制甘油三酯的合成,并促进脂肪分解。其次,运动可促进血液循环,从而促进血脂的代谢。大量研究还表明,运动可以改善血液中承担运输脂肪作用的载脂蛋白的功能活性,使摄入的脂肪进入肝脏后能更好地被代谢,而不是沉积在肝脏。

（任美欣）

第八章

精 神 保 健

　　慢性肝病的患者群体数量庞大，产生的心理问题也复杂多样，有焦虑、抑郁、恐惧、躁动等不同表现形式，这些问题的出现都有可能影响临床的治疗，从而导致患者恢复较慢，甚至病情加重。有研究报道称，慢性肝病患者常见的心理问题有自以为是、担惊受怕、失望至极、猜忌多疑、麻痹大意等。

一、心理健康与心理免疫系统

　　正如生理免疫系统帮助受到细菌侵袭的个体恢复健康状态一样，有研究者认为心理健康与心理免疫是密切相关的。心理健康影响着心理免疫，同样，心理免疫系统会促进个体心理健康。Gilbert 等人认为心理免疫系统是由一系列认知防御机制组成的心理保护系统，诸如自我防御、动机性推理、自利归因、自我欺骗、自我提升、自我肯定、自我调节等。心理免疫系统帮助人们把逆境变成顺境，让人们记住自己的成功，忘记过去的失误，为自己的成功而自豪，为自己的失败找到合理的借口。这样可以使人们保持相对的健康幸福，避免过度的忧伤或病态心理。日常生活中有哪些心理不健康的事件呢？如何应对它呢？

　　压力事件对个体的心理健康是有伤害的，如果压力事件超出个体自身可以应对的范围时，那么个体受到的心理伤害会更大，个体或会受到毁灭性的伤害。传统的观点认为客观地接受自己的不足和负面人格特征是心理健康的表现。然而，现代社会心理学家对此提出挑战，如当个体遇到较大的压力事件，并且受到威胁时，自我提升的积极适应意义是最明显的。一些研究将经过压力事件后个体的心理健康水平的变化作为心理免疫系统功能的衡量指标。

　　传统认为，压力事件后的积极情绪表达不利于健康，特别是创伤性事件后的积极情绪表达被认为是一种否认或逃避的不适应心理防御。大量的研究表明，韧性人格是人们面对压力事件时的心理缓冲。韧性人格具有下列3种典型特征：第一，坚信生活是有意义的；第二，坚信事在人为，人是可以影响其周围的人和事的；第三，坚信积极经历和消极经历都会让人获得学习和成长。由于具有如此积极的信念，具有韧性人格的人面对压力事件时，通常会对潜在的压力情境可能产生的威胁进行合理的甚至较低的评估，这样大大减少了个体沮丧情绪的产生。因此，个体可以自信地、积极地应对压力事件，以获得心理免疫。

过去人们常常认为情绪压抑是不利的，甚至会付出长期的健康代价。但是，近来有文献说明，面临创伤时采用压抑应对方式有利于培养个体的逆境适应力。采用压抑应对方式的受创伤者的典型的表现是回避让人不愉快的想法、情感和记忆。一项有关哀伤的5年跟踪研究发现，自我报告的沮丧和哀伤水平相对较低，也许个体在开始会有一些躯体不适，但后来并没有比其他人有更多的不适。

事实上，人们经常要面对各种压力事件，有些人并不受日常烦心事的影响，但有些人却经常陷入烦心事之中。那么，面对日常烦心事，人们是怎样获得心理免疫的呢？到目前为止，尚未见到这方面的研究成果，但这对于帮助人们有效地应对日常烦心事是非常有意义的。

二、如何调整好心情

您是否总是感觉很累？您常常情绪低落，没兴趣看书、散步、运动吗？您是否一周要工作40小时以上？如果这些回答都是肯定的，那么，您处于心身耗竭综合征状态。

此概念最早出现于20世纪70年代早期，是有美国心理分析学家费登伯格提出的。他发现，曾经令他无比满意的工作，现在却让他感到疲倦和失落。后来，他又注意到，随着时间的推移，身边的许多同事也变得情绪低落，对患者也越来越冷淡，越来越漠不关心。他关注到其他行业中类似的情况也普遍存在。很多人的身心都饱受折磨：在心理方面，他们情绪容易波动、睡眠不稳而且注意力无法集中；在生理方面，他们腰酸背痛或者出现消化系统紊乱。这种因职业生涯而出现的身心俱疲的状态，被费登伯格定义为"心身耗竭综合征"。

研究者发现，"厄运"往往会降临到最佳员工的头上，他们干劲十足，最后却陷入一种不断恶化的、疲惫和漠然的状态中。当他们意识到自己的工作不再像以前那样出色时，压力和对自身的不满会在他们的精神上留下烙印，日渐消退的自尊和对失败的焦虑折磨着他们，他们可能会在酒精和药丸中寻求安慰，甚至尝试自杀。

因此，我们必须学会调整心情，学会如何适当地释放压力，在生活中找到生存的意义，学会如何使自己免受压力的影响，学会如何跨越挫折。研究者建议，除了像汽车一样每年给心理做个体检外，下面所述的4条"黄金法则"也很有用。

（1）多吃健康食品，有规律地锻炼身体，保证充足的睡眠。

（2）在紧张与放松之间寻求平衡，选择适合自己的方式，重要的是要全身心地投入到一种令人愉快的活动中去。

（3）密切的社会接触也很重要。花点时间与家人、同事、朋友相处，有助于缓解压力、调整好心情。

（4）学会一些放松技巧也会有帮助，如腹式呼吸或渐进性的肌肉放松训练等。

事情的关键是在头脑中跨出关键性的一步，必须接受这样一个观念——身体和精神健康是生活的基石。

（于红卫）